NOVA
CRANIOACUPUNTURA
DE YAMAMOTO
YNSA

Alexandre Massao Yoshizumi

NOVA
CRANIOACUPUNTURA
DE YAMAMOTO
YNSA

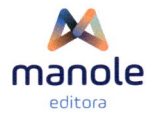

manole
editora

Editora: Eliane Usui
Projeto gráfico: Departamento Editorial da Editora Manole
Editoração eletrônica: HiDesign Estúdio
Fotos: Dr. Alexandre Massao Yoshizumi
Modelos das fotos: Marcelo Saliola, Ana Paula Yoshizumi e Daniel Hideo Yoshizumi
Ilustrações: HiDesign Estúdio e Ribak Ilustrações
Capa: Ricardo Yoshiaki Nitta Rodrigues
Imagens da capa: istock.com e freepik.com

CIP-BRASIL. CATALOGAÇÃO NA PUBLICAÇÃO
SINDICATO NACIONAL DOS EDITORES DE LIVROS, RJ

Y63n

Yoshizumi, Alexandre Massao
Nova cranioacupuntura de Yamamoto : YNSA / Alexandre
Massao Yoshizumi. - 1. ed. - Barueri [SP] : Manole, 2024.
il.

Inclui bibliografia e índice
ISBN 9788520461747

1. Crânio - Acupuntura. 2. Pontos de acupuntura. I. Título.

24-89108   CDD: 615.892
                        CDU: 615.814.1:616.714

Meri Gleice Rodrigues de Souza - Bibliotecária CRB-7/6439

Direitos adquiridos pela:
Editora Manole Ltda.
Alameda Rio Negro, 967 - CJ 717
Barueri – SP
06454-000 – Brasil
Tel.: (11) 4196-6000
www.manole.com.br | https://atendimento.manole.com.br

Impresso no Brasil | *Printed in Brazil*

Sobre o autor

DR. ALEXANDRE MASSAO YOSHIZUMI

Médico especialista em Acupuntura, Clínica Médica e Dor. Mestre pela Faculdade de Saúde Pública da USP. Médico acupunturista da Medicina Integrativa do Hospital Albert Einstein e docente dos cursos de Pós-graduação de Dor e Medicina Integrativa do Hospital Albert Einstein. Docente do curso de especialização da Associação Médica Brasileira de Acupuntura (AMBA). Foi presidente do Colégio Médico de Acupuntura de São Paulo (CMAESP) de 2012 a 2015 e é diretor de ensino da atual gestão. Foi diretor de comunicação do Colégio Médico Brasileiro de Acupuntura (CMBA), gestão 2017. Professor da técnica YNSA desde 2002.

Dr. Alexandre Massao Yoshizumi começou a estudar Acupuntura durante a graduação na Faculdade de Medicina da Pontifícia Universidade Católica de São Paulo (PUC-Sorocaba), participando em 1996 das Ligas de Acupuntura do Hospital São Paulo (UNIFESP), coordenadas pelo Dr. Ysao Yamamura e pela Dra. Ângela Tabosa.

Em 1998, participou da primeira turma de especialização em Acupuntura na Associação Médica Brasileira de Acupuntura (AMBA), concluída no início de 2000.

Em 2000, foi convidado pelo Dr. Ruy Yukimatsu Tanigawa (Presidente da AMBA) para estagiar no Ambulatório de Acupuntura do Hospital do Servidor Estadual (HSPE), recém-inaugurado no final de 1999. Durante 3 anos, trabalhou no Ambulatório diariamente com os grandes professores de Acupuntura de São Paulo (Dr. Luiz Sampaio, Dr. Gabor Fonai, Dr. Arnaldo Acayaba, Dr. Takashi Jojima,

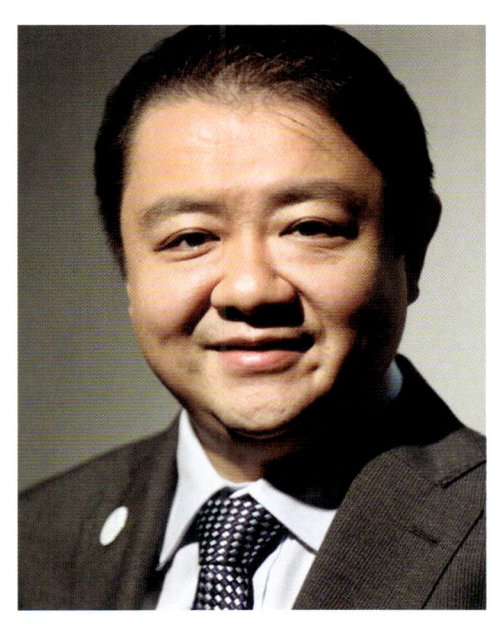

Dr. Alexandre Massao Yoshizumi.

Dr. Otavio Koiti Hara, Dra. Hiaeno Ayabe, Dra. Mylene Nagato, Dr. Ruy Tanigawa e Dr. Wilson Tadeu Ferreira). Auxiliou na coordenação geral do Ambulatório de Acupuntura da AMBA até 2021.

Viu pela primeira vez o efeito da YNSA (*Yamamoto New Scalp Acupuncture*) em 2000, ao discutir um caso clínico com o Dr. Takashi Jojima. Tratava-se de uma paciente do Ambulatório do HSPE, com 60 anos, que fora submetida há 2 semanas a uma cirurgia de mastectomia bilateral, com esvaziamento ganglionar. A paciente referia dor muito intensa no tórax, a ponto de expressar desejo de ser atendida em pronto-socorro. Dr. Takashi inseriu duas agulhas de Acupuntura na testa da paciente, um pouco acima da sobrancelha, e depois de 20 minutos, ao retirar as agulhas, a paciente estava chorando de emoção, pois a dor tinha desaparecido completamente. "Parece um milagre!", referiu a paciente. Ao questionar que pontos utilizou, Dr. Takashi simplesmente disse: "É uma técnica de Cranioacupuntura de Yamamoto!", sem explicar qual era o ponto e nem a sua localização.

Em outubro de 2000, o Dr. Toshikatsu Yamamoto foi conhecer pessoalmente, acompanhado do Dr. Ruy Tanigawa, o Ambulatório do HSPE e, em sua simplicidade, humildade e simpatia, o Dr. Yamamoto começou a atender todos os pacientes do ambulatório, tratando inicialmente uma paciente com déficit de campo visual central. Após o tratamento, a paciente relatou que começou a enxergar a parte central do rosto do Dr. Yamamoto. Nesse mesmo dia, ele atendeu todos os pacientes com queixas diversas de dores osteomusculares (cervicalgia, dorsalgia, lombalgia, cefaleia, dor no joelho, dor no ombro etc.), com

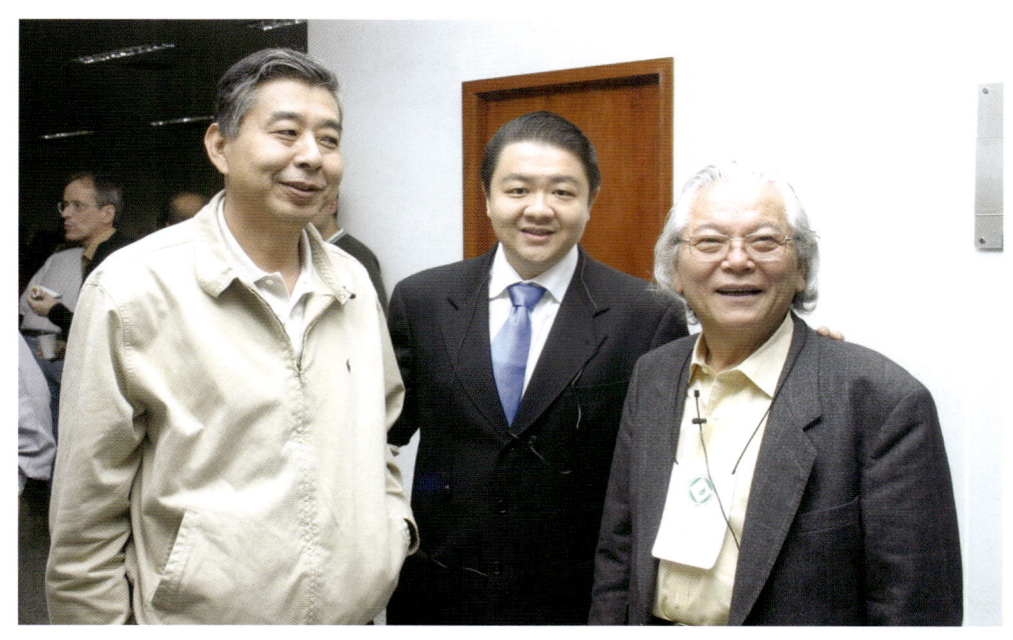

Dr. Takashi Jojima, Dr. Alexandre Yoshizumi e Dr. Toshikatsu Yamamoto em seminário organizado pela Associação Médica Brasileira de Acupuntura (AMBA) em 2005.

melhora da dor em todos os pacientes. Foi uma experiência única que despertou no Dr. Alexandre Yoshizumi o interesse de estudar a técnica YNSA e acompanhar o Dr. Yamamoto em suas palestras.

Em 2001, o Dr. Yamamoto participou como principal palestrante internacional do Congresso Brasileiro de Acupuntura, organizado pela AMBA, na cidade de Campos do Jordão, sendo a primeira palestra oficial para os médicos no Brasil. Desde então, começaram os estudos e a prática da técnica YNSA.

O Dr. Yamamoto participou de quatro Simpósios Internacionais Brasil-Japão realizados e coordenados pela AMBA em São Paulo nos anos de 2003, 2005, 2007 e 2010. Participou também do Segundo Congresso Brasileiro de Acupuntura em 2006 na cidade do Guarujá como palestrante internacional.

No início de 2002, a AMBA realizou um convênio com a Secretaria de Agricultura e Abastecimento do Estado de São Paulo para participar do Projeto Qualivida, coordenado pela assistente social Ana Maria Dias. O projeto tinha o objetivo de melhorar a qualidade de vida dos funcionários da Secretaria oferecendo o atendimento de Acupuntura. Como a estrutura inicial do ambulatório era composta de apenas uma sala de atendimento clínico com uma única maca, era muito difícil atender um número grande de pacientes utilizando a Acupuntura sistêmica clássica da Medicina Tradicional Chinesa. Devido à limitação do espaço e ao interesse de ampliar os estudos da técnica YNSA, foi implementado um Ambulatório de Acupuntura com atendimento exclusivo com a Nova Cranioacupuntura de Yamamoto.

Após um ano de atendimento em um único consultório, em 2003, devido ao grande número de pacientes atendidos e ao sucesso terapêutico, o próprio Superintendente da Secretaria da Agricultura, que foi tratado de uma lombalgia aguda, acabou inaugurando um espaço ambulatorial bem estruturado de Acupuntura, composto de uma recepção, quatro consultórios e dez salas individuais de atendimento. Esse

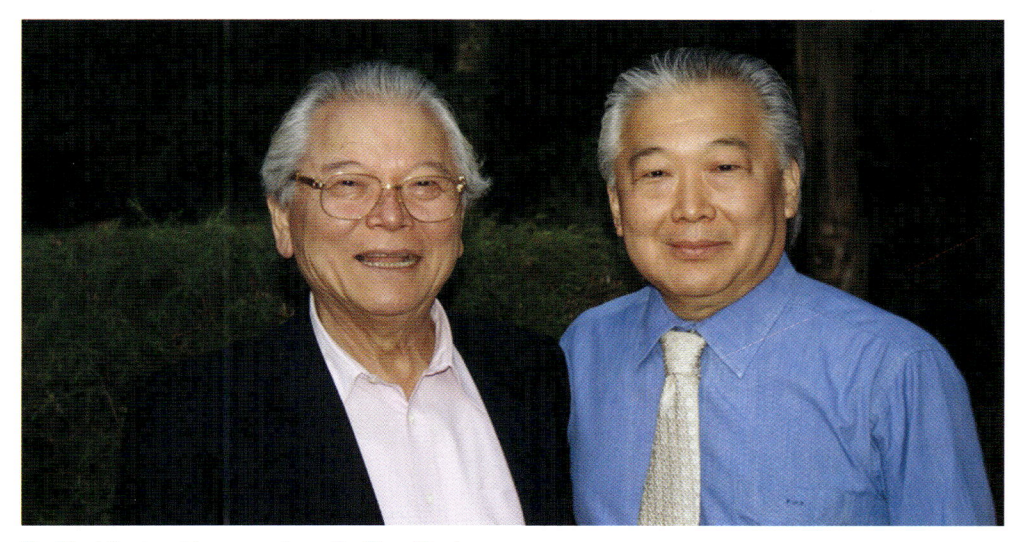

Dr. Toshikatsu Yamamoto e Dr. Ruy Tanigawa.

Ambulatório YNSA funcionou até 2014, quando a Secretaria da Agricultura mudou completamente seu espaço físico para o centro da cidade.

Nesses 12 anos de ambulatório, a experiência prática trouxe a conclusão de que é possível montar um atendimento de Acupuntura exclusivo com a técnica YNSA, principalmente para redução de dores osteomusculares e sequelas neurológicas.

Em 2006, o Dr. Alexandre realizou o primeiro seminário internacional no Japão na clínica e no hospital do Dr. Yamamoto na cidade de Nichinan, em Miyazaki, e depois coordenou grupos de médicos brasileiros para participar de outros seminários no Japão nos anos de 2009, 2015 e 2018.

Começou a ministrar cursos da técnica YNSA em 2002, inicialmente junto com o Dr. Takashi Jojima em São Paulo, e desde então a divulgou em vários lugares no Brasil (São Paulo, Rio de Janeiro, Porto Alegre, Salvador, Natal, Fortaleza, Belém, Goiânia, Vitória, Ribeirão Preto, Campinas, Londrina, Maceió e Aracaju) e em outros países como Argentina e Uruguai.

Participou do projeto de implantação da MTC (Medicina Tradicional Chinesa) com a técnica YNSA na cidade de Campinas durante 2005 a 2011, quando houve a capacitação de 125 médicos da Rede Municipal de Saúde com o objetivo de introduzir o tratamento de dor com Acupuntura nos Centros de Saúde. Em 6 anos de projeto, houve uma redução de mais de 50% do consumo mensal de anti-inflamatórios.

Em 2010 o dr. Alexandre obteve o título de Mestre em Saúde Pública da Universidade de São Paulo com a dissertação: "Perfil dos usuários do Ambulatório de Acupuntura da Secretaria de Agricultura e Abastecimento do Estado de São Paulo: um estudo de caso".

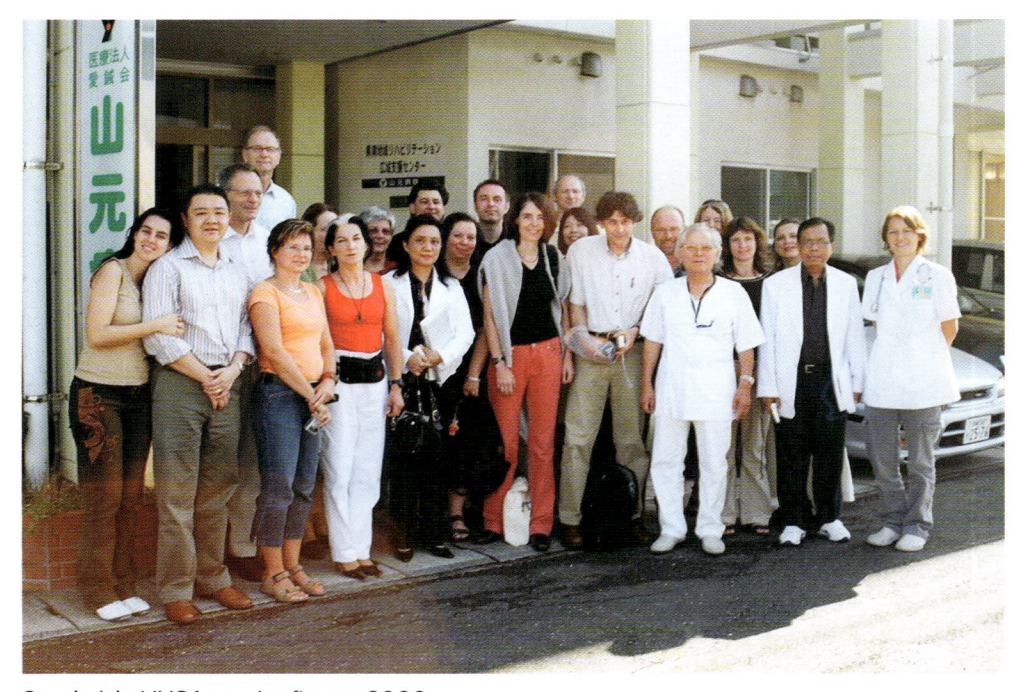

Seminário YNSA no Japão em 2006.

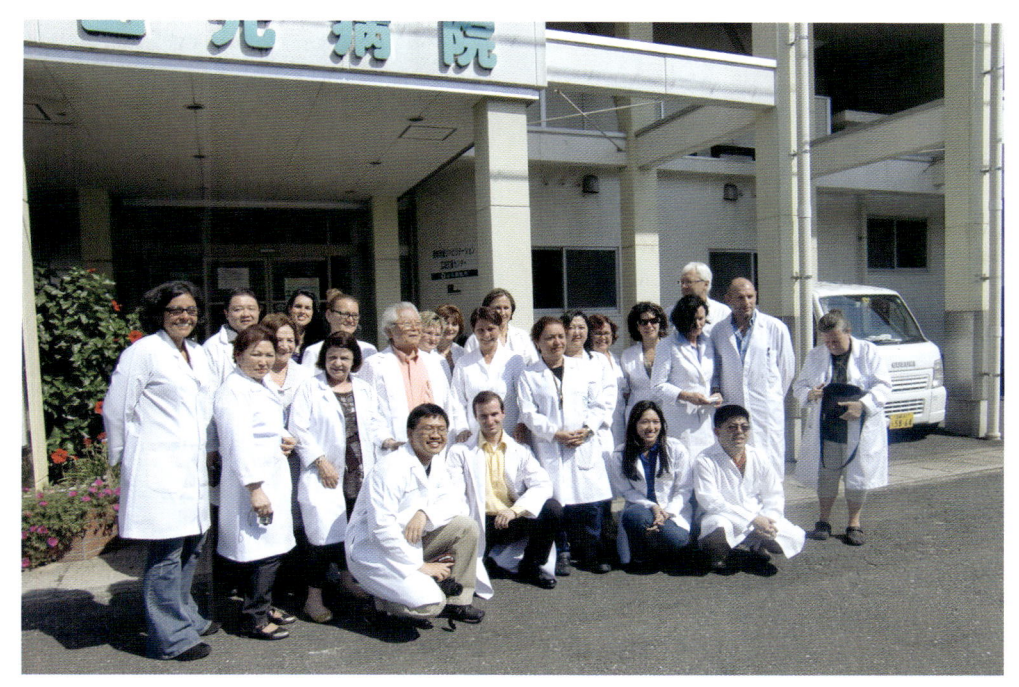

Seminário YNSA no Japão em 2009.

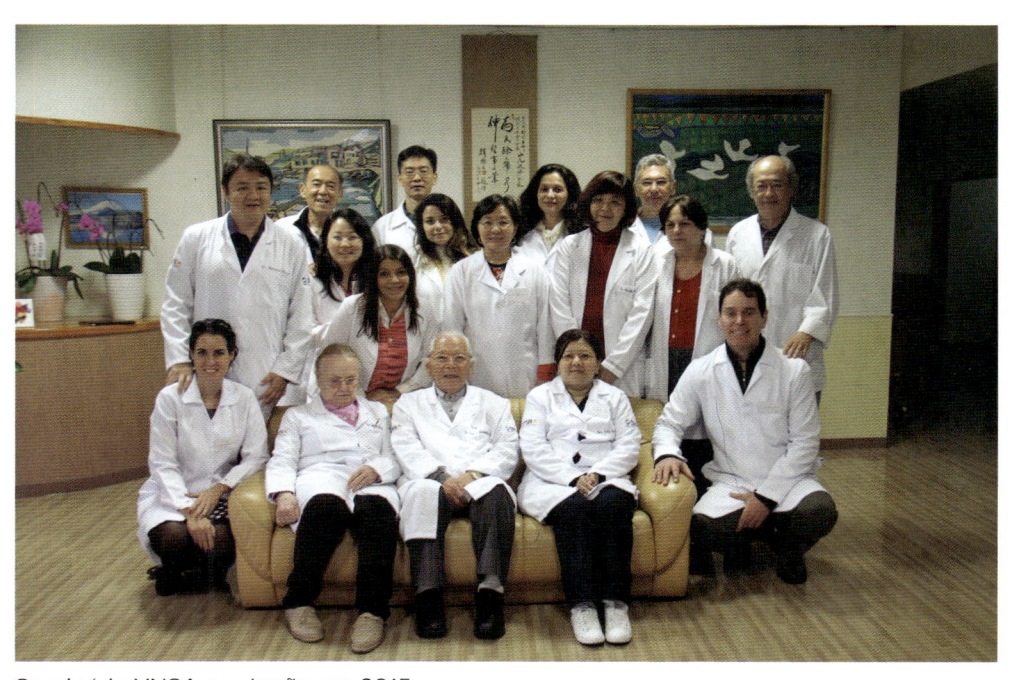

Seminário YNSA no Japão em 2015.

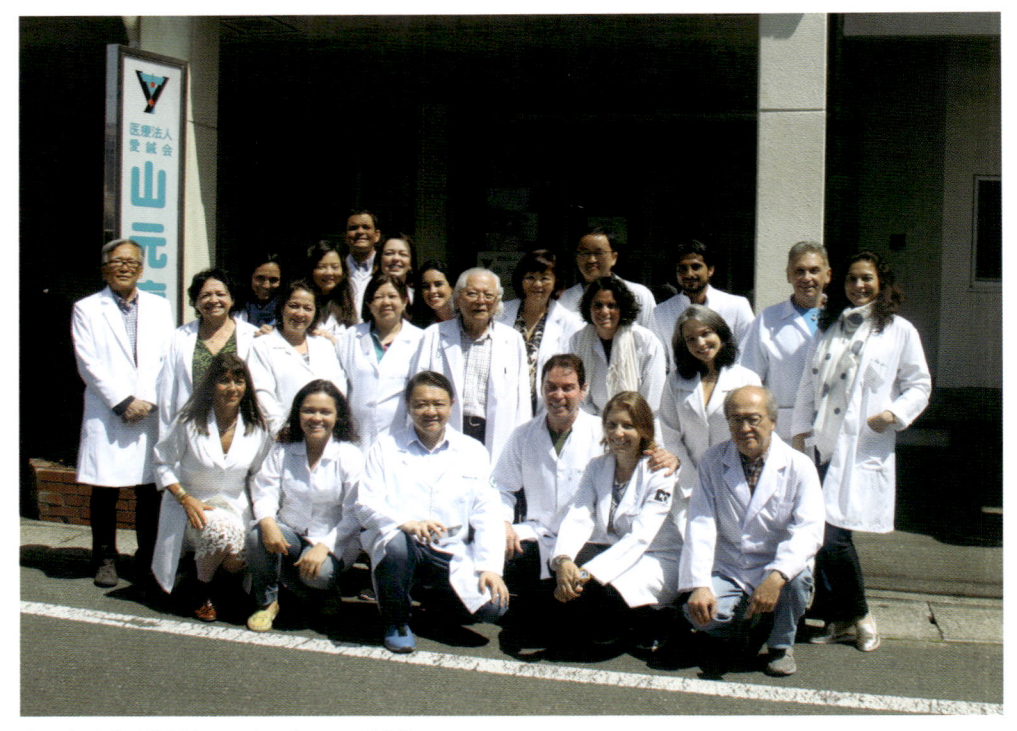

Seminário YNSA no Japão em 2018.

Em dezembro de 2013, juntamente com outros autores, publicou um artigo científico no *British Medical Journal* (BMJ) intitulado "*Acupuncture for acute non-specific low back pain: a randomised, controlled, double-blind, placebo trial*" (http://dx.doi.org/10.1136/acupmed-2013-010333). Um ensaio clínico, randomizado, duplo-cego utilizando a técnica YNSA no tratamento de lombalgia aguda inespecífica que concluiu que a Acupuntura foi mais efetiva do que o placebo em relação à dor, capacidade funcional e qualidade de vida, além de possibilitar a redução do consumo de anti-inflamatórios.

Sumário

Agradecimentos

Ao escrever este livro sobre a YNSA (*Yamamoto New Scalp Acupuncture*), meu coração se enche de profunda gratidão pelas inúmeras pessoas que desempenharam um papel significativo nessa missão.

Acima de tudo, estendo meu mais profundo respeito e apreço ao Professor Dr. Toshikatsu Yamamoto, o estimado idealizador da técnica YNSA. Suas descobertas imensuráveis e seu trabalho pioneiro no campo da cranioacupuntura não apenas inspiraram minha jornada profissional, mas também lançaram as bases para o conhecimento e as percepções compartilhadas neste livro.

À minha amada esposa, Ana Paula Marques Fernandes Yoshizumi, por seu amor sincero, paciência e apoio que têm sido a base da minha vida há mais de 25 anos. Sua presença trouxe força e serenidade ao longo do processo de escrita e, por isso, sou eternamente grato.

Meus sinceros agradecimentos à minha família, incluindo meus queridos pais (Dr. Edson Yoshizumi e Elisa Tiyoko Yoshizumi), meus irmãos (Dr. Daniel Hideo Yoshizumi e Karina Yumiko Yoshizumi) e meu sogro e minha sogra (Domingos dos Ramos Fernandes e Auta Oliveira Marques Fernandes), por todos os incentivos e confiança nos meus projetos pessoais. O apoio familiar tem sido uma fonte constante de motivação e todos os sacrifícios dos meus pais, desde o meu nascimento, foram fundamentais para concretizar este projeto.

Sou profundamente grato aos meus professores de Acupuntura da AMBA (Dr. Arnaldo Acayaba de Toledo, Dr. Gabor Tomas Fonai, Dr. George Issamu Nobusada, Dra. Hiaeno Hirata Ayabe, Dr. Jaime Yoshiyuki Yamane, Dr. Jorge Jodi Murata, Dr. Luiz Carlos Souza Sampaio, Dr. Marcio Viana Lomonaco, Dra. Mylene Mayumi Nagato, Dr. Otavio Koiti Hara, Dr. Ruy Yukimatsu Tanigawa, Dra. Sandra Pedersoli, Dr. Shigemi Isagawa, Dr. Takashi Jojima, Dr. Wilson Tadeu Ferreira e Dr. Yasushi Sakai) e professores que conheci durante a minha vida (Dr. Daniel Asis, Dr. Jorge Cavalcanti Boucinhas (*in memoriam*), Dra. Radha Trambirajah, Dr. Steven K. H. Aung, Dr. Tran Viet Dzung, Dr. Carlos Moriyama, Dr. Tetsuo Inada e Dr. Walter Viterbo da Silva Neto), que transmitiram muita sabedoria e experiência, moldando minha compreensão e prática no campo da acupuntura médica.

Todas as orientações recebidas serviram como um farol de luz, influenciando a profundidade de conhecimento e a qualidade do conteúdo deste livro.

Aos meus alunos e pacientes, obrigado pela confiança, engajamento e experiências de aprendizado. Cada aula ministrada e cada paciente atendido foram fundamentais e serviram para aprimorar meu conhecimento na prática e moldar a minha habilidade na técnica YNSA, enriquecendo as páginas deste livro.

Para encerrar, estendo meu agradecimento a todos que fizeram parte desta jornada, direta ou indiretamente. Suas contribuições, grandes ou pequenas, tiveram um impacto significativo na conclusão deste livro.

Obrigado a todos por serem parte integrante desta missão incrível.

Alexandre Massao Yoshizumi

Prefácio da Dra. Michiko Margaret Yamamoto

É um prazer poder escrever o prefácio deste livro.

Sou filha do Dr. Toshikatsu Yamamoto, o fundador do tratamento exclusivo de acupuntura YNSA (*Yamamoto New Scalp Acupuncture*).

Como médica, praticante da YNSA e sucessora da nossa corporação médica Aishinkai (que significa "acupuntura do amor"), continuo atendendo muitos pacientes em nosso hospital no Japão.

A YNSA foi introduzida pela primeira vez no Japão em 1973. Na época, a comunidade médica japonesa não estava interessada em acupuntura, então meu pai começou a lecionar no exterior.

Quando criança, sempre me interessei por medicina. Observei meu pai tratando pacientes do nosso jardim (nem sempre eu tinha permissão para entrar no hospital). Ele tratou muitos pacientes com dores agudas e crônicas. Primeiro com injeções em pontos-gatilho, que logo foram substituídas por agulhas de acupuntura.

De alguma forma, meu pai sempre teve um jeito de fazer os pacientes sorrirem.

Sempre me perguntei como. Depois de me tornar médica e trabalhar com meu pai, descobri o segredo. Não foi apenas o resultado da YNSA que ajudava os pacientes a se sentirem melhor, mas também o cuidado. Aprendi com meu pai não só a técnica YNSA, mas também a ouvir os pacientes e a sorrir sempre.

Sendo obstetra/ginecologista e anestesista, meu pai fazia cirurgias e me deixava assistir algumas delas. Ele usou analgesia com acupuntura em muitas das cirurgias. Os pacientes estavam acordados durante a cirurgia e conseguiram sair da sala de cirurgia caminhando por conta própria. Ele operou minha avó quando ela estava com obstrução intestinal, fez amputação de perna em um senhor de 90 anos, e realizou muitas apendicectomias e até cesarianas.

O interesse do meu pai pela acupuntura foi por acaso. Em um dia comum, meu pai estava aplicando uma injeção no ponto-gatilho, como sempre fazia (pelo menos foi o que ele pensou), e a paciente gritou e reclamou da injeção muito dolorosa. Mais tarde, meu pai percebeu que havia esquecido de adicionar xilocaína à água destilada. Porém, mesmo sem a xilocaína, a dor da paciente desapareceu por completo. Este incidente o levou a investigar a acupuntura.

Os pontos básicos foram os primeiros a serem descobertos, seguidos pelos pontos Ypsilon, pontos Cerebrais etc. Os pontos básicos sozinhos podem ser aplicados com ótimos resultados especialmente em sintomas agudos. Nenhum conhecimento de acupuntura clássica é necessário para poder praticar a YNSA.

A maior diferença entre a YNSA e a acupuntura clássica é o procedimento de palpação diagnóstica. Usamos os pontos de diagnóstico para determinar quais pontos da YNSA são apropriados para o uso e tratamento. Em seguida, verificamos novamente para nos certificarmos de que inserimos a agulha no lugar correto. YNSA também traz efeito imediato em muitos casos.

Conheci o Dr. Yoshizumi em um dos seminários da YNSA no Japão.

Participou de diversos seminários, bem como organizou grupos de médicos brasileiros para participar dos seminários no Japão.

Dr. Yoshizumi está envolvido com YNSA há mais de 20 anos.

Seu interesse pela acupuntura começou quando ele ainda era estudante de medicina; após participar de uma palestra no Brasil ministrada por meu pai, ele ficou fascinado pela YNSA.

Meu pai deu vários seminários no Brasil que o Dr. Yoshizumi ajudou a organizar. Meu pai sempre teve vontade de ir ao Brasil, mesmo a viagem demorando mais de 30 horas!

Em 2020 pude entrevistar o Dr. Yoshizumi para a Conferência YNSA no Japão. Dr. Yoshizumi tem experiência com diversas condições: dor aguda e crônica, acidente vascular cerebral, paralisia facial etc.

Também pude ver alguns vídeos muito interessantes do progresso do tratamento de seus pacientes com a YNSA.

Não é exagero dizer que o Dr. Yoshizumi foi uma das pessoas que ajudou meu pai a difundir a YNSA no Brasil. O Dr. Yoshizumi continua a divulgar a YNSA dando seminários e escrevendo este livro.

Esperamos, eu e meu pai, que este livro seja uma inspiração para muitos profissionais considerarem a incorporação da YNSA em seu tratamento diário aos seus pacientes.

Michiko Margaret Yamamoto M.D.
Diretora da Aishinkai Medical
Corporation

Foreword

It is a pleasure for me to write the foreword to this book.

I am the daughter of Dr. Toshikatsu Yamamoto, the founder of the unique acupuncture treatment YNSA (Yamamoto New Scalp Acupuncture).

As a medical doctor, YNSA practitioner and successor of our medical corporation Aishinkai (which means "love acupuncture"), I continue to see many patients in our hospital in Japan.

YNSA was first introduced in Japan in 1973. At the time the Japanese medical community was not interested in acupuncture, so my father set out to teach overseas.

As a child, I was always interested in medicine. I watched my father treating patients from our garden (I was not always allowed to go into the hospital). He treated many patients with acute and chronic pain. First with trigger point injections, which were soon replaced by acupuncture needles.

Somehow, my father always had a way of making the patients smile.

I always wondered how. After becoming a medical doctor myself and working with my father, I found the secret. It was not only the result of YNSA helping the patients feel better, but also the caring. I learned from my father, not only YNSA, but also how to listen to the patients, and to always smile.

Being an OB/GY and anesthesiologist, my father used to do surgery, and would let me watch some of them. He used acupuncture analgesia for many of the surgeries. The patients were awake during surgery, and were able to walk out of the operating room. He operated on my grandmother when she had intestinal obstruction, he did a leg amputation on a 90 year old, many appendectomies and caesarean sections.

My father's interest in acupuncture was by chance.

One ordinary day my father was giving a trigger point injection as usual (at least that's what he thought). The patient screamed, and complained of the very painful injection. Later my father realized that he had forgotten to add xylocaine to the distilled water.

However, even without the xylocaine, the patient's pain was gone.

This incident led him to investigate acupuncture.

The basic points were the first to be discovered, followed by the Ypsilon points, brain points, etc. The basic points alone can be applied with great results especially in acute symptoms. No knowledge of classic acupuncture is necessary.

The biggest difference between YNSA and classic acupuncture is the diagnostic procedure. We use the diagnostic points to determine which YNSA point is appropriate to use, then we re-check to make sure that we have inserted the needle in the correct place.

YNSA also brings immediate effect in many cases.

I first met Dr. Yoshizumi at one of the YNSA seminars in Japan.

He has participated in several seminars, as well as organized Brazilian groups to participate in the seminars in Japan.

Dr. Yoshizumi has been involved with YNSA since over 20 years.

His interest in acupuncture started while he was still a medical student. After participating in a lecture in Brazil given by my father, he was fascinated with YNSA.

My father gave seminars in Brazil several times which Dr. Yoshizumi helped to organize. My father was always eager to go to Brazil, even though the journey took over 30 hours!

In 2020 I was able to interview Dr. Yoshizumi for the YNSA Conference in Japan. Dr. Yoshizumi has experience with various conditions: acute and chronic pain, stroke, facial n. paralysis, etc.

I was also able to see some very interesting videos of his patient's progress with YNSA.

It is not an overstatement to say that Dr. Yoshizumi was one of the people who helped my father spread YNSA in Brazil. Dr. Yoshizumi continues to spread YNSA by giving seminars, and by writing this book.

We hope that this book will be an inspiration for many practitioners to consider incorporating YNSA into their daily treatment.

Michiko Margaret Yamamoto M.D.
Director of Aishinkai Medical
Corporation

Prefácio do Dr. Takashi Jojima

A Acupuntura Médica evoluiu no final do século passado, particularmente na década de 90, e ganhou grande impulso após tornar-se especialidade médica em 1995.

Eu iniciei a prática da Acupuntura enquanto era estudante de medicina e passei a praticá-la em consultório já no início da década de 80. Na época eu usava a Cranioacupuntura, baseada na topografia funcional e anatomia mapeada do cérebro.

Em 1999, conheci o Professor Dr. Toshikatsu Yamamoto, médico japonês, quando participei de um evento conjunto da Cranioacupuntura de Yamamoto e da Acupuntura Ryodoraku, realizado na província de Miyazaki, no Japão.

Nesse evento, participei do Curso YNSA, quando também houve o lançamento do livro YNSA do próprio autor.

Foi assim que iniciei os cursos de YNSA no Brasil, com o apoio dos bons colegas da AMBA, entre eles o Dr. Alexandre Massao Yoshizumi.

Pessoalmente considero o Dr. Yamamoto um verdadeiro gênio, por ter criado sozinho essa nova técnica revolucionária.

O desenvolvimento da Acupuntura Médica no Brasil ocorreu graças aos esforços dos colegas interessados. E foram muitos os pesquisadores médicos da MTC/Acupuntura conhecidos mundialmente que estiveram no Brasil para ensinar-nos as peculiaridades técnicas da arte de inserir agulha. O Dr. Yamamoto, sem dúvida, foi quem mais se destacou entre eles.

Assim sendo, espero que este livro amplie o seu arsenal terapêutico.

Dr. Takashi Jojima
Médico Acupunturista

Prefácio do Dr. Luiz Carlos Souza Sampaio

Tive a oportunidade de conhecer o Dr. Toshikatsu Yamamoto em 2003, quando ele veio ao Brasil para participar do I Congresso Mundial de Integração da Acupuntura Médica promovido pela Associação Médica Brasileira de Acupuntura (AMBA) no Guarujá, em São Paulo.

Convidado por Jorge Cavalcanti Boucinhas, tradutor de seu texto sobre YNSA para o português, com sua simpatia, alegria e entusiasmo, me lembro dele ensaiando uns passos de samba com minha esposa; contagiou a todos nós. Porém, mais do que sua simpatia, o que mais marcou sua presença no congresso foi a apresentação da técnica de craniopuntura, que ele vinha desenvolvendo há 30 anos.

Em contato estreito com o Dr. Yamamoto, Alexandre Massao Yoshizumi não só aprendeu a técnica, como foi o grande introdutor e difusor dela no sistema público de saúde em São Paulo. Foi através de seus ensinamentos que o médico William Hyppolito Ferreira, da prefeitura de Campinas, em São Paulo, declarou, conforme a reportagem "Agulhas substituem analgésicos", apresentada no programa *Globo Repórter* em 23 de janeiro de 2009, que com a utilização da técnica houve uma queda de 12,5% na distribuição de analgésicos e anti-inflamatórios na farmácia popular, queda essa que na época representava cerca de 70.000 comprimidos distribuídos por mês.

Em convênio com a Prefeitura de São Paulo, em 2004, Alexandre ensinou a técnica para vários colegas por mais de 10 anos. Em 2015, como fruto desse trabalho, Emilio Telesi, médico e acupunturista da Secretaria Municipal da Saúde, declarou que a técnica do YNSA estava disponível em 43 Unidades Básicas de Saúde (UBS), demonstrando com isso a importância e a validação da técnica no setor público. Infelizmente, por falta de recursos, a formação de novos colegas foi interrompida pouco tempo depois.

Porém, não foi somente no serviço público que Alexandre difundiu o legado do Dr. Yamamoto, através de cursos de educação continuada, sendo a grande maioria deles promovidos pela AMBA, e de eventos em congressos de acupuntura, a exemplo do de 2023 na Bahia.

Alexandre promoveu viagens ao Japão em 2006, 2009, 2015 e 2018, para que colegas conhecessem de perto o trabalho clínico do Dr. Yamamoto no *Yamamoto Hospital Acupuncture Institute*, aprimorando também seu conhecimento.

A vasta experiência na utilização clínica e de pesquisa com a YNSA, bem como na de ensino, resultou na presente obra que com grande entusiasmo apresento aos médicos: *Nova Cranioacupuntura de Yamamoto – YNSA*.

No texto, iniciando com a trajetória do Dr. Yamamoto no desenvolvimento de sua técnica, o autor expõe, com a mesma didática de suas aulas presencias, todo o cabedal que fundamenta a técnica, bem como sua aplicação na prática clínica. Dessarte o livro é uma fonte de conhecimento para aqueles que querem se iniciar na técnica e de consulta para aqueles que a praticam.

A Cranioacupuntura de Yamamoto, por prescindir de conhecimento prévio dos conceitos básicos da Acupuntura Chinesa e da Acupuntura Contemporânea, é um instrumento útil para todo médico que atua em várias especialidades médicas e não só na acupuntura, como neurologistas, reumatologistas, anestesistas, ginecologistas e urologistas, cuja demanda na área da dor é a prevalência do consultório e que podem dispor de uma ferramenta não farmacológica para seu manejo, minimizando os efeitos colaterais das drogas analgésicas e anti-inflamatórias.

Em meu nome e do Colégio Médico Brasileiro de Acupuntura (CMBA), o qual tenho a honra de presidir, felicito Alexandre Massao Yoshizumi pelo livro e o recomendo para toda a classe médica.

São Paulo, maio de 2024.

Luiz Carlos Souza Sampaio
Presidente do Colégio Médico Brasileiro de Acupuntura (CMBA)

Yamamoto New Scalp Acupuncture (YNSA)

HISTÓRICO

Toshikatsu Yamamoto nasceu no dia 15 de dezembro de 1929 em Nichinan, Prefeitura de Miyazaki, no Japão. Formou-se em Medicina no *Nippon Medical College*, em Tóquio, em 1956 e fez dois anos de estágio em hospitais norte-americanos. Especializou-se em Anestesiologia em Nova York, no *St. Luke's Hospital,* da *Columbia University*, em 1958, e conheceu a sua esposa Helen Yamamoto, que é enfermeira e com quem teve duas filhas (Michiko Margaret Yamamoto e Ruriko Tsujimoto).

Em 1960, trabalhou como assistente do Departamento de Obstetrícia e Ginecologia da Universidade de Colônia na Alemanha.

Em 1966, voltou ao Japão. No seu livro, conta que foi muito difícil esse retorno à sua cidade natal, pois tinha morado durante 10 anos em outros países e retornou casado com uma estrangeira e com duas filhas mestiças. Menciona que os japoneses os discriminavam e não aceitavam que ele trabalhasse no hospital local. Eles eram vistos como alienígenas na cidade. Por conta dessas dificuldades, teve que começar o atendimento sozinho em um pequeno espaço ao lado da casa da irmã mais velha e só depois de alguns anos conseguiu fundar o Hospital Yamamoto Nichinan, em Miyazaki. Mais tarde, criou o Instituto de Acupuntura no mesmo hospital (Figura 2).

Entre 1974 e 1991, o Dr. Yamamoto foi pesquisador na Faculdade Médica de Miyazaki (*Miyazaki Medical College*). Em 1975, fundou a *Aishinkai Medical*

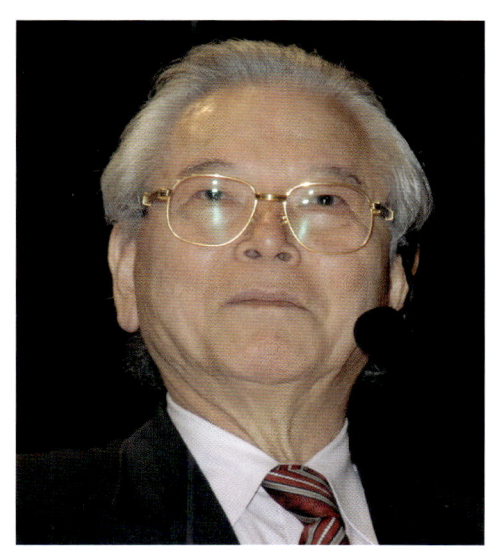

FIGURA 1 Dr. Toshikatsu Yamamoto.

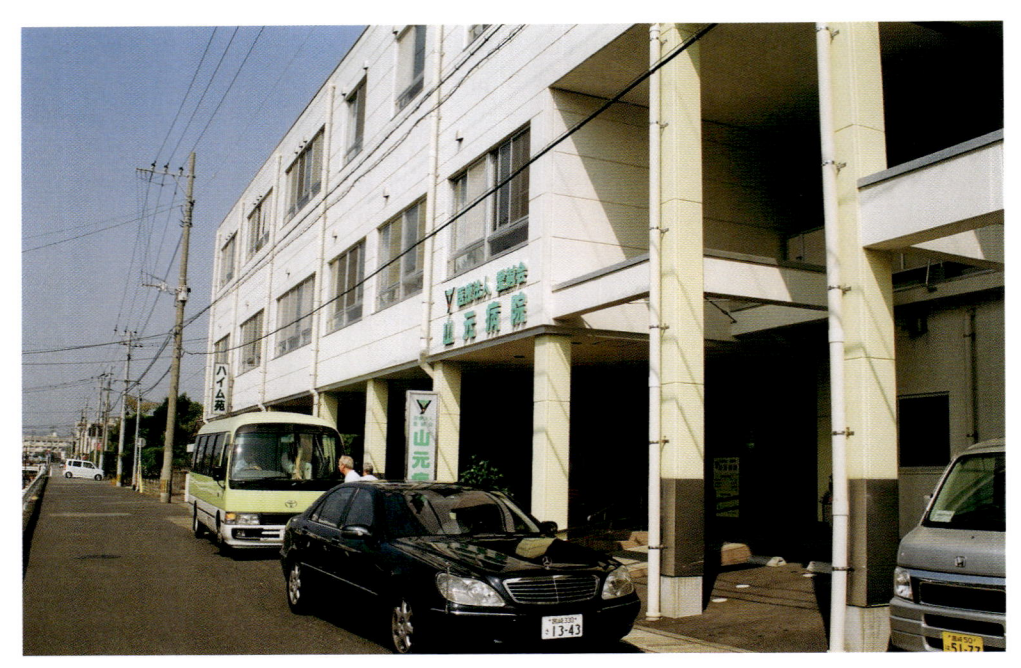

FIGURA 2 Hospital Yamamoto, em Nichinan.

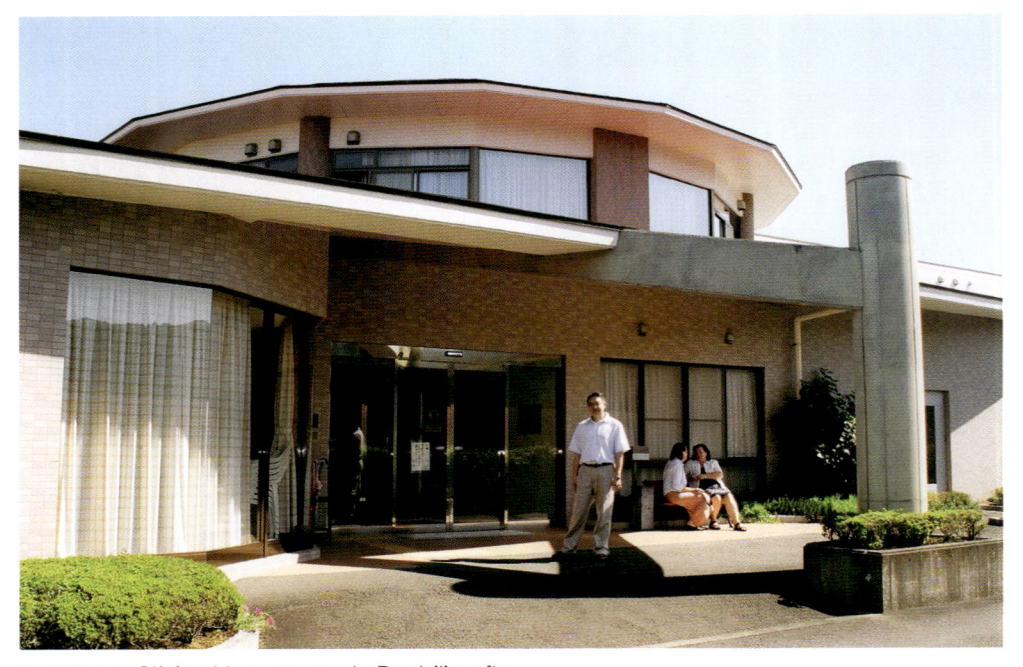

FIGURA 3 Clínica Yamamoto de Reabilitação.

Corporation. Em 1988, fundou a Clínica Yamamoto de Reabilitação em Miyazaki (Figura 3). Em 1991, finalizou o seu Doutorado na Faculdade Médica de Miyazaki. Em 1994, criou a Associação de Bem-Estar Aishin (*Aishinfukushikai Miyazaki*).

Ao longo dos anos, o Dr. Yamamoto recebeu vários prêmios de reconhecimento:

- 1992: Prêmio Bachmann, acupuntura da *Deutsche Aerzte Gesellschaft*.
- 1995: *Seirin Foerderprize*, na Alemanha.
- 1996: Albert Schweizer Medalha de Ouro, do Instituto Internacional da Universidade de Medicina na Polônia.
- 2008: Prêmio Antal Laner, da Associação Médica de Acupuntura da Hungria.
- 2010: placa de homenagem e agradecimento da Associação Médica Brasileira de Acupuntura (AMBA) em São Paulo, Brasil.

É filiado a várias associações de Acupuntura:

- Membro Honorário da Associação Médica Alemã de Acupuntura (*Deutsche Ärztegesellschaft für Akupunktur* – DAEGFA).
- Membro Honorário da Sociedade Médica de Acupuntura da Inglaterra (*British Medical Acupuncture Society* – BMA).
- Membro Honorário da Academia de Medicina da Polônia.
- Membro e Ex-presidente do Conselho Internacional de Acupuntura Médica e Técnicas Relacionadas (*International Council of Medical Acupuncture and Related Techniques* – ICMART).
- Presidente Honorário das Associações Internacionais da Nova Cranioacupuntura de Yamamoto (IAN-YNSA).

O Dr. Yamamoto conta que encontrou o primeiro ponto YNSA ao acaso. Ele estava atendendo uma paciente com dor no ombro e que tinha dificuldade para levantar o braço. Ao colocar sua mão na cabeça da paciente, ela referiu uma área mais sensível quando o dedo dele tocou determinado ponto. Yamamoto relata que pegou uma seringa com soro fisiológico (sem anestésico e nem agulha de Acupuntura) e injetou um pouco desse líquido no ponto mais sensível. A paciente reclamou que sentiu muita dor no local da injeção, porém a dor no ombro melhorou e ela conseguiu levantar o braço. Foi um resultado surpreendente. A partir daí, começou a testar esse ponto em outros pacientes, obtendo a mesma resposta. Começou então a imaginar que existiriam outros pontos que tratariam outras partes do corpo. Com isso, conseguiu mapear os outros pontos da Nova Cranioacupuntura de Yamamoto (*Yamamoto New Scalp Acupuncture* – YNSA). O Dr. Yamamoto relata que todo o mapeamento surgiu graças à colaboração dos pacientes que relatavam como se sentiam após o tratamento e que descobriu os pontos através do método de tentativas e erros.

O conceito YNSA foi divulgado pela primeira vez em 1973, durante o 25º encontro da Sociedade Japonesa de Ryodoraku, na cidade de Osaka (Japão). Por isso, é considerada Nova Cranioacupuntura, pois a cranioacupuntura clássica foi descrita nos textos clássicos antigos da Medicina Tradicional Chinesa.

O primeiro livro sobre YNSA foi publicado em alemão e o segundo no Japão na versão em inglês em 1999. Em 2005, uma terceira versão do livro foi publicada na Alemanha e depois de dois anos o livro foi traduzido para o português. Em 2010 foi publicado um livro com capa roxa no

Japão em inglês e em 2015 foi publicada a última edição escrita em alemão.

Dono de uma mente curiosa, investigador incansável, clínico excepcional, orador notável e sempre bem-disposto, o Dr. Yamamoto celebrou o seu 80º aniversário em 2009. Apesar da idade, continuou as suas consultas diárias, o seu trabalho de investigação e os seus seminários por todo o mundo até a pandemia de COVID-19, em 2020. Em 2023, com 94 anos, decidiu se aposentar.

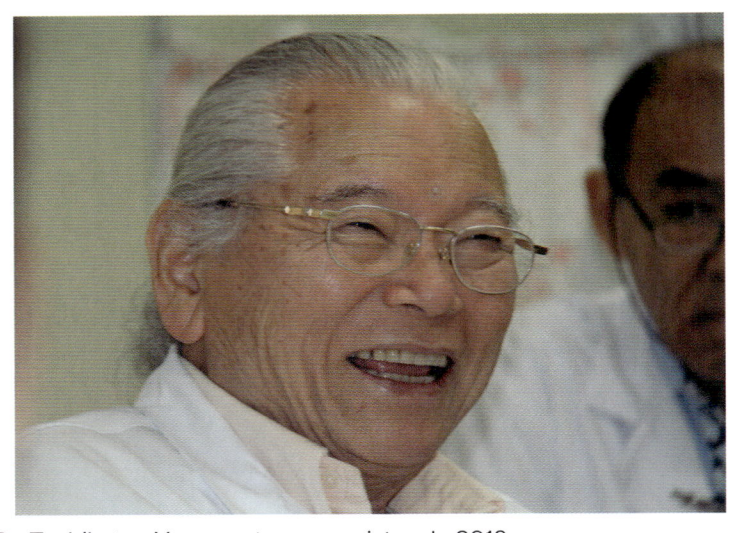

FIGURA 4 Dr. Toshikatsu Yamamoto, em registro de 2018.

2

O que é YNSA?

A Cranioacupuntura de Yamamoto (YNSA), criada pelo Dr. Toshikatsu Yamamoto, é uma técnica de acupuntura somatotópica ou microssistema com distribuição de pontos de acupuntura localizados na cabeça que representam todas as partes do corpo humano: a totalidade do corpo se espelha sobre uma pequena área. Portanto, uma estimulação aplicada em um microssistema repercute no corpo como um todo. Yamamoto também descreveu outras somatotopias, como a pubiana, a torácica e a cervical (Figura 1).

Os microssistemas são métodos terapêuticos que surgem como resultado da busca incessante por métodos mais efetivos e mais práticos do que aqueles oferecidos pela acupuntura sistêmica tradicional. Partem por um lado da relação de determinadas áreas do corpo com outras e, por outro, do efeito a distância que produzem tratamentos aplicados nessas áreas correspondentes.

Não é essencial ter um bom conhecimento da acupuntura e/ou da medicina tradicional chinesa (MTC) para aprender ou praticar o YNSA. Esse é um método facilmente aprendido, com bons e rápidos resultados. Portanto, deveria, na minha opinião, fazer parte do arsenal terapêutico de qualquer médico acupunturista.

Yamamoto propõe nove microssistemas na YNSA: cinco com finalidade te-

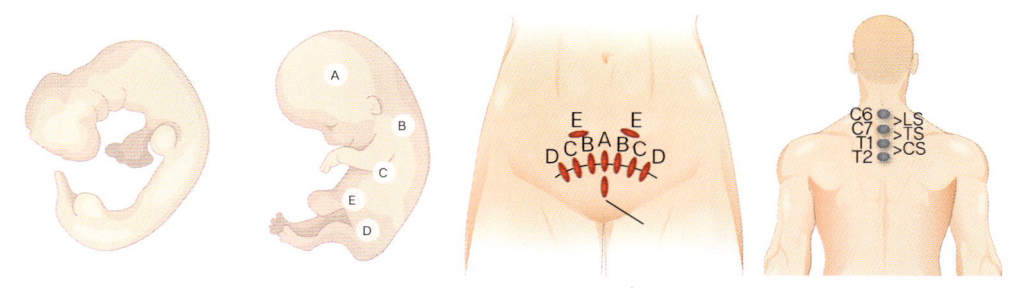

FIGURA 1 Representação dos pontos básicos de A a D em um feto e as novas somatotopias.

rapêutica e quatro com finalidade diagnóstica. São bilaterais a área do braço e a cervical, e singular a abdominal.

Pontos terapêuticos:

1. Pontos básicos (11): correspondem ao aparelho locomotor. Iniciam-se na letra A e vão até a letra K.
2. Pontos sensoriais (4): órgãos do sentido – Olho, Nariz, Boca e Ouvido.
3. Pontos cerebrais (3): Cérebro, Cerebelo e Gânglios Basais.
4. Pontos Ypsilon – Yamamoto (12): representam o *Zang Fu* ou órgãos internos.
5. Pontos dos 12 pares cranianos.

Áreas de investigação diagnóstica:

1. Palpação abdominal.
2. Palpação cervical.
3. Palpação no braço.
4. Palpação na mão.

Na região frontal (Yin) e na occipital (Yang) existem três somatotopias com finalidades terapêuticas com pontos para o aparelho locomotor (11 – A, B, C, D, E, F, G, H, I, J, K), para os órgãos dos sentidos (4 – Olho, Nariz, Boca e Ouvido) e pontos cerebrais (3 – Cérebro, Cerebelo e Gânglios Basais).

Os pontos de A a K denominam-se "pontos básicos" e sua indicação é o tratamento de problemas musculoesqueléticos. Os pontos sensoriais são indicados para patologias relacionadas aos órgãos dos sentidos e os pontos cerebrais são utilizados para sequelas neurológicas e distúrbios emocionais.

Esses pontos são facilmente detectáveis à pressão (tornam-se dolorosos). Os resultados em geral são imediatos; as agulhas devem ser aplicadas apenas no lado que apresenta o problema.

Na região temporal se localizam, bilateralmente, os pontos Y (Yamamoto), que são 12 no total e representam os órgãos internos (correspondem ao Zang-Fu da Medicina Tradicional Chinesa – MTC). Com eles se faz o tratamento dos órgãos internos alterados. O diagnóstico dessas alterações deve ser realizado por meio da palpação do abdome e/ou da região cervical, que constituem as somatotopias diagnósticas da YNSA, ou pelo método tradicional clássico (anamnese da MTC, tomada chinesa dos pulsos e/ou exame da língua).

A YNSA atua na zona de inervação sensitiva pelo nervo trigêmeo (V par craniano) que acaba sendo responsável pela inervação do crânio, da orelha, do nariz, da pálpebra e da boca. Essas regiões têm pontos de acupuntura que representam, no seu microcosmo, o macrocosmo.

A localização e o mapeamento dos pontos da YNSA diferem daqueles da Cranioacupuntura Clássica da MTC (Figura 2), que se baseia no estímulo da topografia anatômica do cérebro, dividindo o crânio em ***zona motora e sensitiva, zona da fala, zona de vertigem*** e outras mais.

Na Cranioacupuntura Clássica da MTC, a agulha é introduzida exatamente sobre a área funcional cortical correspondente com a finalidade de estimular especificamente a área corporal doente ou comprometida funcionalmente. A técnica de punção é particular e muitas vezes muito desagradável, até mesmo dolorosa, para o paciente.

O agulhamento é realizado de maneira transfixante e é importante estimular as agulhas manualmente a cada 10 minutos ou conectar eletroestimulação. Isso difere do agulhamento da técnica YNSA, que é mais pontual, e uma outra diferença é que a YNSA possui sistema de diagnóstico.

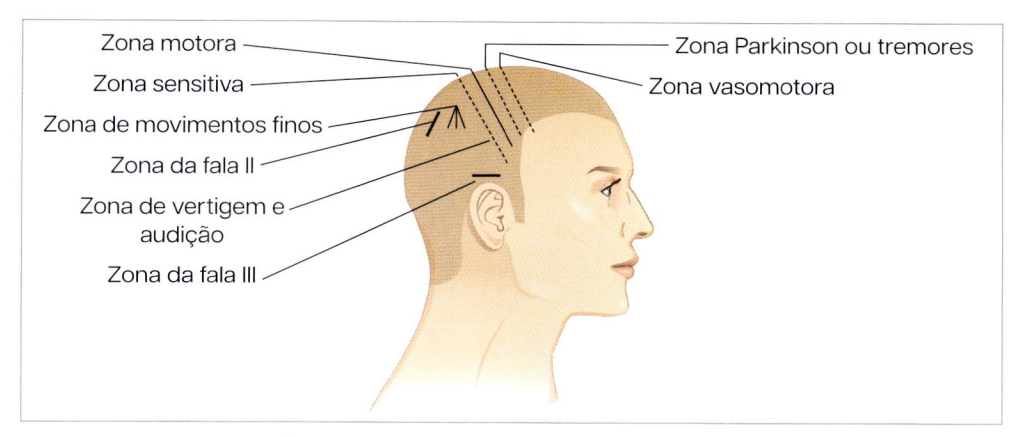

FIGURA 2 Representação esquemática da cranioacupuntura da Medicina Tradicional Chinesa.

3

Indicações da YNSA

PRINCIPAIS INDICAÇÕES

- Todas as doenças que possuem condições reversíveis.
- Dores no sistema locomotor, como problemas musculoesqueléticos.
- Desequilíbrio ou alterações de órgãos internos (*Zang Fu*).
- Doenças neurológicas: sequelas neurológicas, como distúrbios motores e sensitivos, hemiplegia, paraplegia, paralisia facial, afasia.
- Casos agudos, com efeito imediato e excelentes resultados.
- Pode ser combinada com qualquer outro tratamento.

Yamamoto divide o crânio em duas partes (Figura 1), traçando uma linha coronal em região anterior, que é Yin, e região posterior, Yang. Os pontos da região Yin (anterior) apresentam como referência para sua localização a linha de implantação do cabelo, e os pontos da região Yang (posterior), a sutura lambdoide – (Figura 2).

A representação do corpo na parte Yin repete-se na parte Yang. Portanto, os mesmos pontos se repetem na região anterior e na região posterior. Basicamente, nos tratamentos para casos agudos usam-se os pontos na região Yin (anterior) e para casos crônicos os pontos na região Yang (posterior). Na prática, a somatotopia Yin (anterior) é utilizada mais frequentemente tanto para quadros agudos quanto crônicos.

1. Pontos básicos (11): iniciam na letra A e vão até a letra K.
2. Pontos sensoriais (4): Olho, Nariz, Boca e Ouvido.
3. Pontos cerebrais (3): Cérebro, Cerebelo e Gânglios Basais.
4. Pontos Ypsilon (12): representam o *Zang Fu*, órgão internos.
5. Pontos dos 12 pares cranianos.

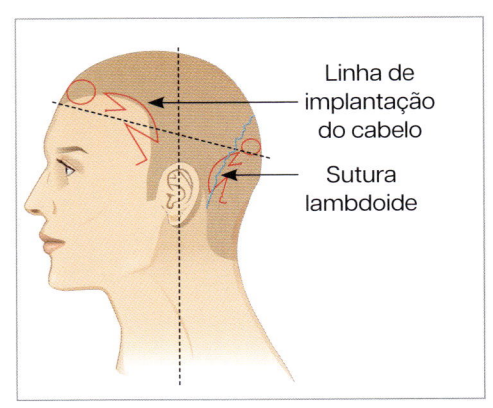

FIGURA 1 Divisão da parte Yin (anterior) e Yang (posterior).

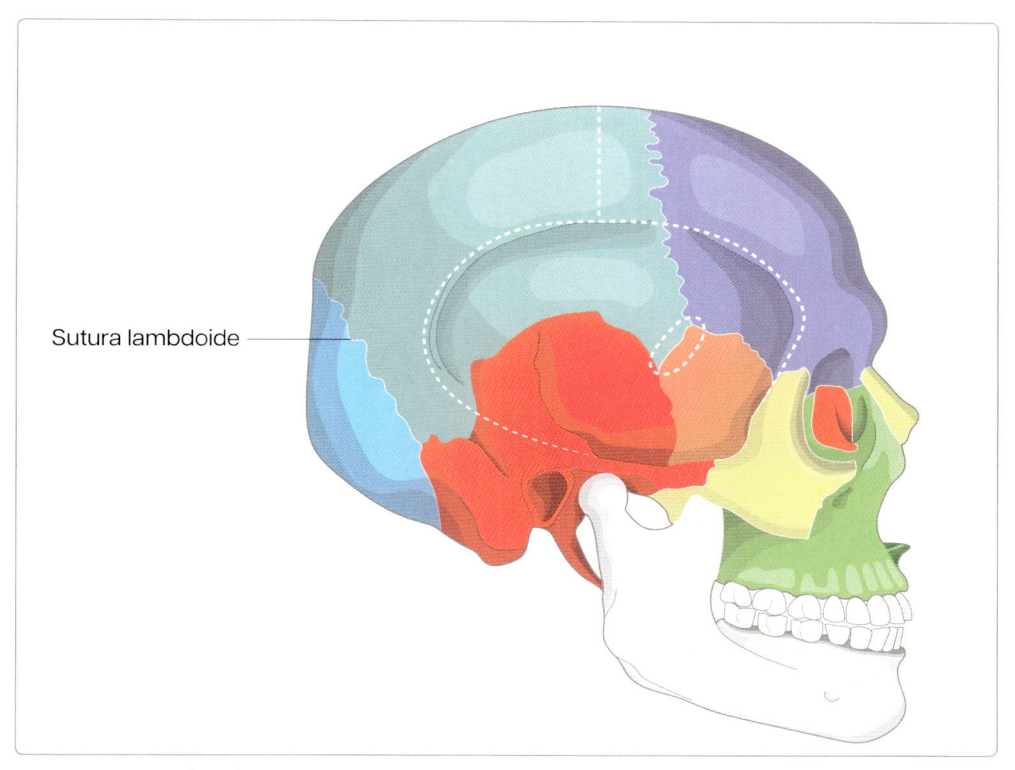

Sutura lambdoide

FIGURA 2   Localização da sutura lambdoide.

4

Pontos básicos

Indicações:

1. Qualquer disfunção e dores envolvendo o "*apparatus*" cinético (locomotores).
2. Alterações patológicas, ferimentos ou pós-operatórios.
3. Paralisias.
4. Hemiplegias.
5. Paraplegia.
6. Parestesia.
7. Disfunção de órgãos internos.
8. Asma, bronquite.
9. Dispneia.
10. Palpitação.
11. Hiperventilação.
12. Angina.

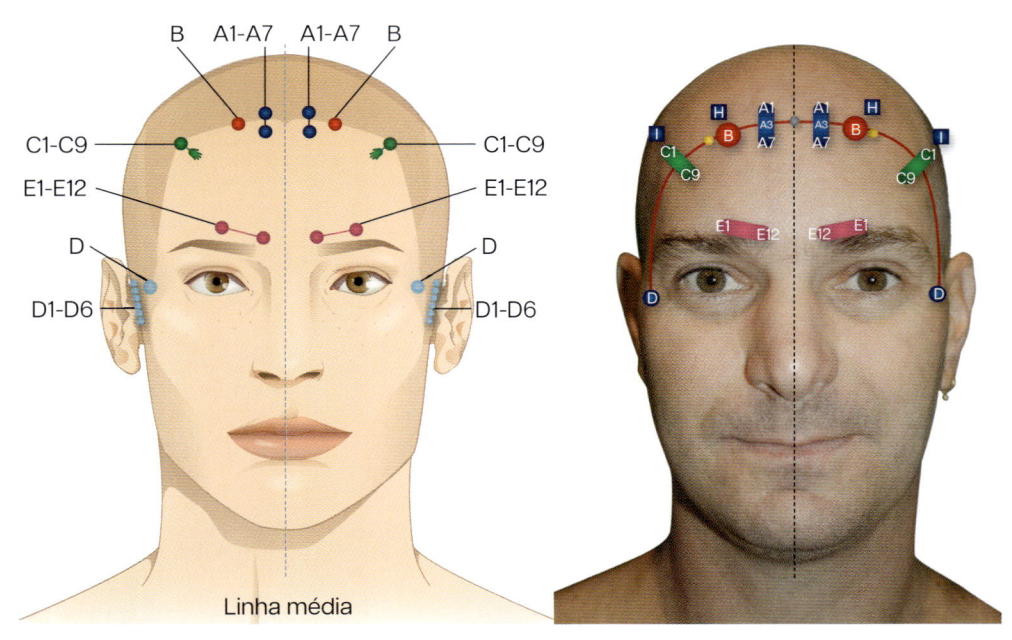

FIGURA 1   Pontos básicos: vista frontal.

Os pontos básicos foram primeiramente descobertos na região Yin, quase todos localizados próximos da linha de implantação do cabelo. No caso de pacientes calvos ou sem cabelos, para a localização, utiliza-se a última linha de expressão da fronte quando se pede ao paciente que contraia os músculos frontais. Outra maneira de determinar essa linha de implantação do cabelo é pegar a medida da distância da ponta do nariz até o ponto extra *Yin Tang* (que está localizado entre as sobrancelhas) (Figura 2).

É muito importante encontrar corretamente a linha de implantação do cabelo, pois é a principal linha de referência para encontrar a maioria dos pontos da técnica YNSA. Na parte posterior (Yang), os pontos se localizam aproximadamente 5 cm acima da tuberosidade occipital ou acima da sutura lambdoide.

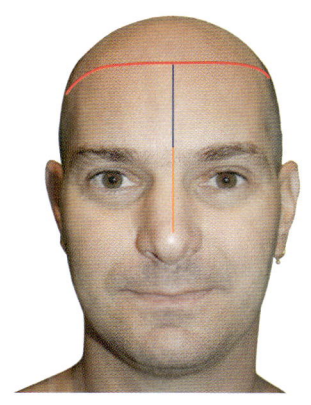
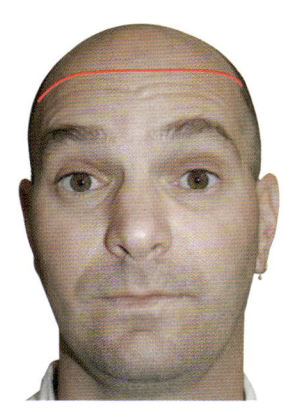

FIGURA 2 Localização da linha de implantação do cabelo.

O grupo de pontos básicos é composto de 11 pontos, que são denominados pelas letras A até K. Na região anterior, os mesmos pontos estão localizados perto da linha de implantação do cabelo (Figuras 1 e 3) e são utilizados principalmente no tratamento de distúrbios cinéticos (locomotores) e afecções dolorosas.

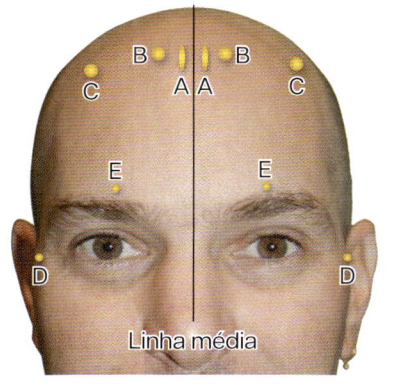

FIGURA 3 Os primeiros cinco pontos básicos encontrados.

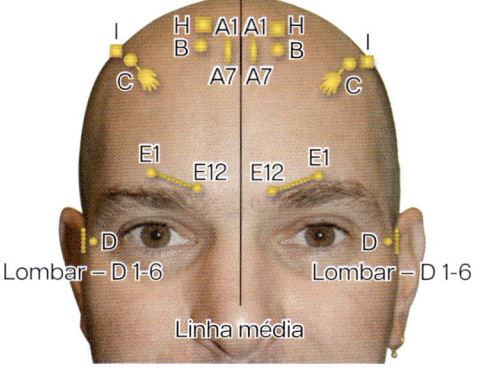

FIGURA 4 Representação dos pontos básicos.

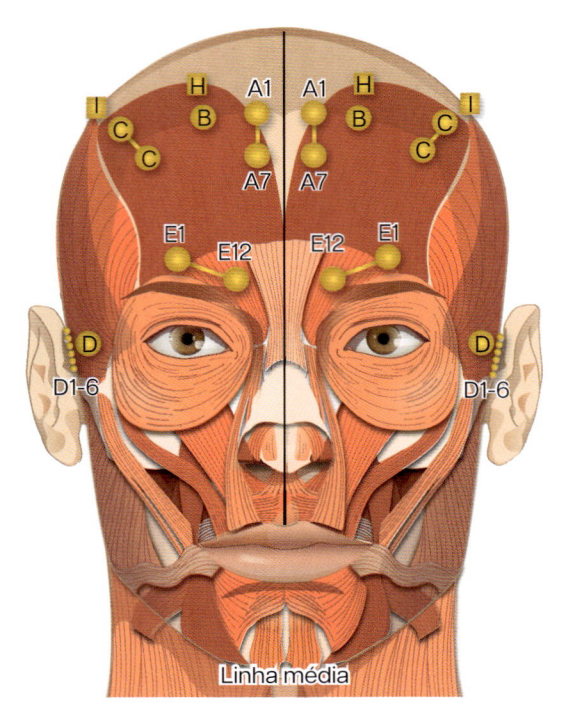

FIGURA 5   Representação dos pontos básicos e pontos orais sobre os músculos.

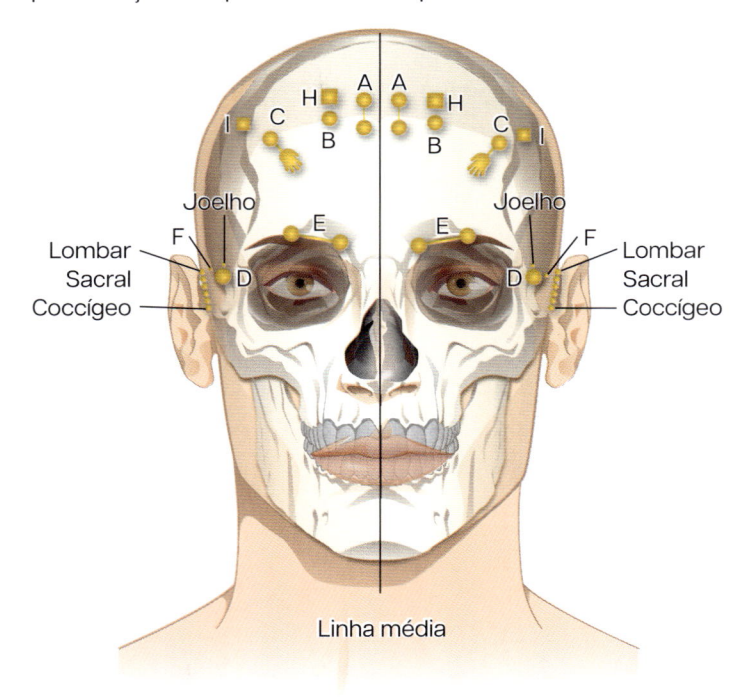

FIGURA 6   Representação dos pontos básicos e pontos orais sobre os ossos.

PONTO A

Está situado 0,5 cm a 1,0 cm lateralmente da linha sagital (linha média) ou 5,0 a 6,0 cm à frente da sutura coronal. Tem comprimento vertical de 2,0 cm, que é dividido ao meio pela linha de implantação do cabelo. Nesses 2,0 cm encontram-se 7 pontos (A1 a A7) que correspondem à cabeça e à coluna cervical.

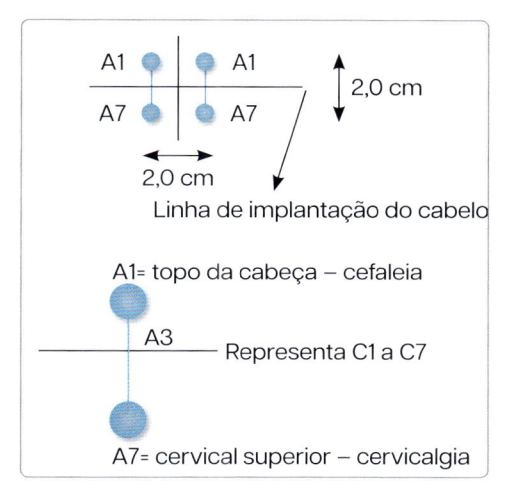

FIGURA 7 Localização esquemática do ponto básico A.

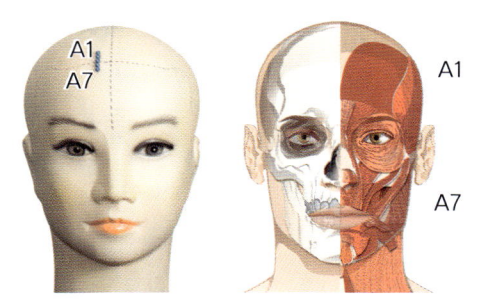

FIGURA 8 Localização esquemática do ponto básico A na cabeça de isopor e referência anatômica.

O ponto básico A1 situa-se mais ou menos 1,0 cm acima da linha de implantação do cabelo. O ponto A3 está sobre a linha de implantação do cabelo e o ponto A7 se encontra à frente e abaixo desse marco de referência (Figuras 1, 7, 8, 9 e 10).

O ponto A7 é utilizado quando, na palpação diagnóstica do braço, a área cervical estiver sensível.

As agulhas são colocadas subcutaneamente, sem direcionamento obrigatório, mas o mais importante é que o médico esteja em uma posição mais adequada para inserir a agulha, aprofundando-se 0,5 a 2,0 cm, praticamente tangenciando a pele. Será explicado melhor no capítulo sobre inserção de agulha.

Indicações:

- Analgesia pós-cirúrgica ou pós-trauma.
- Cefaleias de todos os tipos (estresse, tensionais) (exceto dores causadas por tumores ou aneurisma).
- Distúrbio neurovegetativo.
- Dores no trajeto dos nervos, de origem cervical.
- Enxaqueca.
- Nevralgia do trigêmeo.
- Nucalgia.
- Odontalgia.
- Paralisia facial.
- Problemas de ATM.
- Síndrome cervical, traumatismo cervicais "em chicote".
- Sequelas secundárias à trombose cerebral ou hemorragia cerebral.
- Vertigem, tonturas e labirintites.

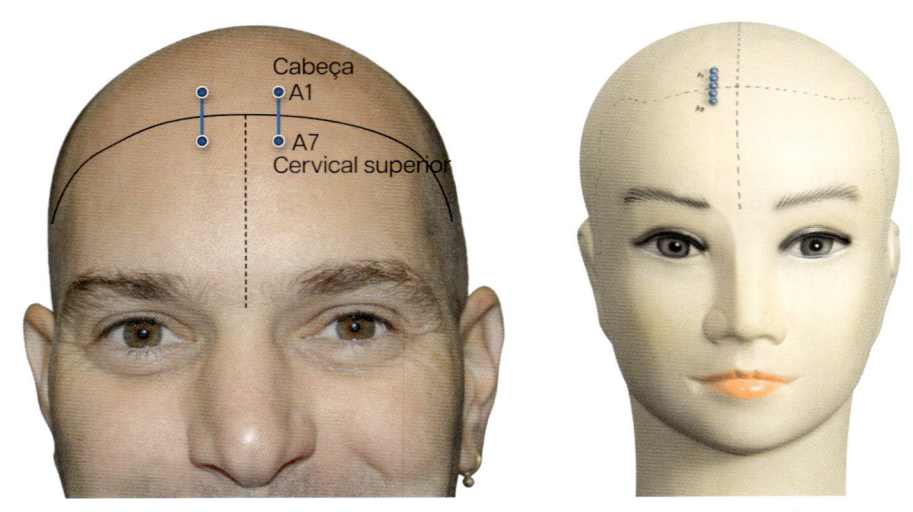

FIGURA 9 Localização esquemática do ponto básico A na cabeça do paciente e no modelo de isopor.

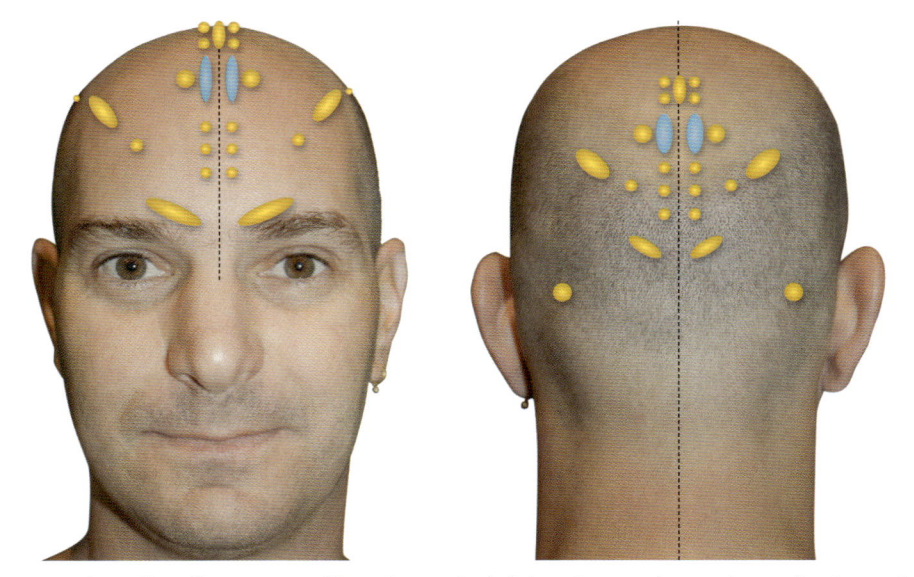

FIGURA 10 Localização esquemática do ponto básico A na cabeça do paciente na área Yin e Yang.

PONTO B

Está localizado entre 0,5 cm e 1,0 cm lateralmente ao ponto A na linha de implantação do cabelo ou 2,0 cm lateralmente à linha média (Figuras 11, 12 e 13).

É só um ponto. Não há subdivisões.

Corresponde à região da escápula e áreas de inervação cervical (cintura escapular e ombro).

O ponto B (Yang) na região occipital está localizado aproximadamente 0,7 cm lateral ao ponto A (Figura 13).

Indicações:

- Dor no ombro (pós-trauma ou pós--operatória).
- Dores no ombro após fratura do braço devido a imobilização.
- Hemiplegia.
- Síndrome de cervicobraquialgia.
- Ombro doloroso (bursites e tendinites).
- Luxações habituais.
- Todas as condições reversíveis relacionadas à área inervada pelo nervo cervical.

Para o tratamento de dor, o agulhamento é homolateral.

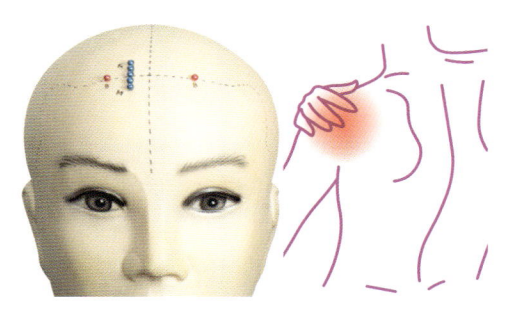

FIGURA 11 Localização esquemática do ponto básico B na cabeça de isopor e referência anatômica.

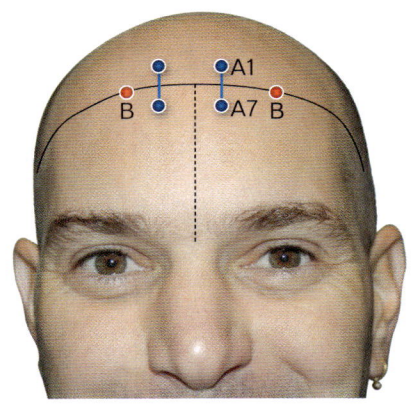
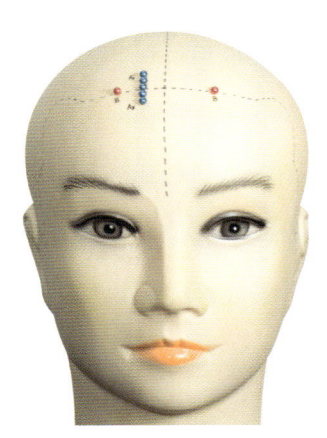

FIGURA 12 Localização esquemática do ponto básico B na cabeça do paciente e no modelo de isopor.

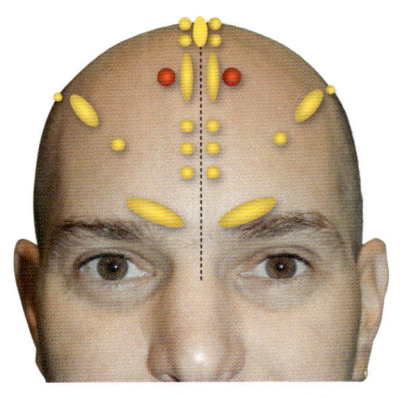
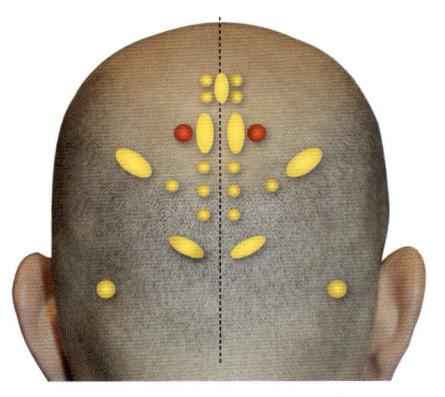

FIGURA 13 Localização esquemática do ponto básico B na cabeça do paciente na área Yin e Yang.

PONTO C

Localizado 2,5 cm lateralmente ao ponto B (Yin) ou a 5,0 cm lateralmente à linha mediana, no ângulo entre a implantação frontal e a temporal dos cabelos. Nas denominadas "entradas", com espelhamento Yang na região occipital. Esse ponto apresenta um pequeno prolongamento para baixo com uma angulação de 45°. A nomenclatura do ponto C vai de C1 a C9.

O ponto C atua nos membros superiores; C1 representa o ombro e C9, a mão. Na implantação dos cabelos fica a representação do cotovelo. Pode ser subdividido em todos os segmentos dos membros superiores (articulação do ombro, braço, cotovelo, antebraço, punho, mão e cinco dedos) (Figuras 14, 15, 16, 17).

Na Figura 14, observa-se a região dorsal da mão. O polegar aponta para cima e lateral, e o dedo mínimo volta-se para o interior ou medial; as duas mãos aparecem como se estivessem cruzadas.

O ponto C (Yang) espelha-se dorsalmente, tem a palma da mão, o polegar aponta para o sentido laterocaudal e o dedo mínimo para o sentido mediodorsal.

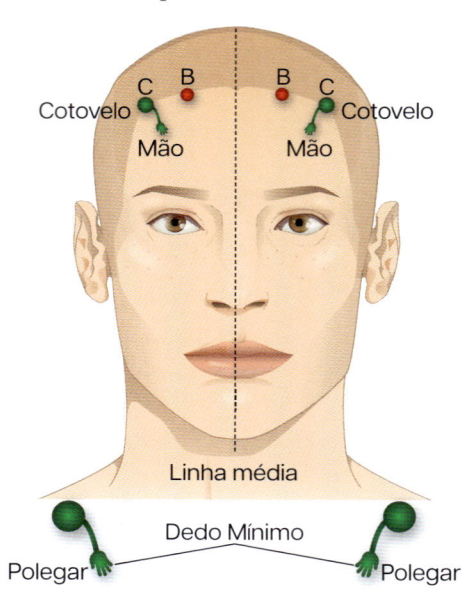

FIGURA 14 Localização esquemática do ponto básico C com a representação dos dedos das mãos.

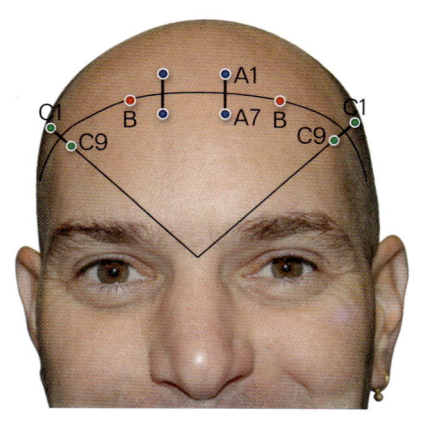

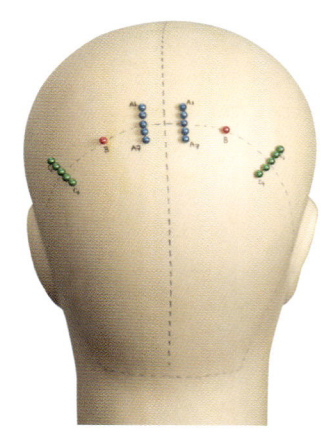

FIGURA 15 Localização esquemática do ponto básico C na cabeça do paciente e no modelo de isopor.

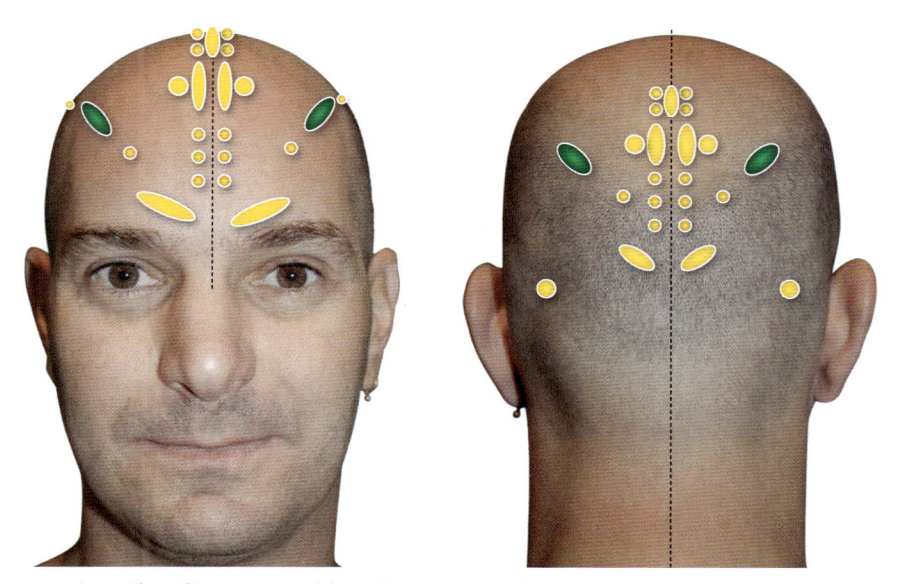

FIGURA 16 Localização esquemática do ponto básico C na cabeça do paciente na área **Yin** e **Yang**.

Indicações:

- Artrite reumatoide.
- Bursite, epicondilite.
- Distensão muscular.
- Distúrbio circulatório.
- Doença de Reynaud.
- Dores pós-trauma e pós-cirúrgicas.
- Entorses e fraturas.
- Esclerose múltipla.

- Hemiplegia e paraplegia.
- Luxações.
- Paralisias.
- Periartrite escapuloumeral.
- Ombro congelado.
- Tenossinovite.
- Síndrome de Parkinson.
- Síndrome do túnel do carpo (em fase inicial).
- Síndrome ombro-mão.

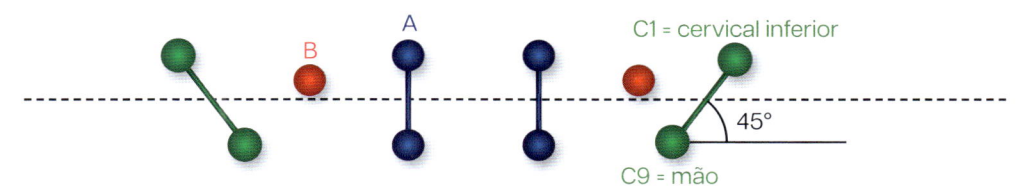

FIGURA 17 Localização esquemática do ponto básico C.

PONTO D

Está localizado na região temporal, aproximadamente na linha de implantação do cabelo ("costeleta"), 1,0 cm acima do arco zigomático e +/- 2,0 a 3,0 cm da hélice da orelha (frontal à orelha), acima do músculo temporal.

O ponto D é bilateral e representa a coluna lombar, a pelve e os membros inferiores como um todo.

O ponto D é utilizado quando, na palpação diagnóstica do braço, a área lombar estiver sensível.

Possui outros 6 pontos denominados **pontos lombares**, próximos ao ponto de implantação da orelha na região temporal (D1 a D6), situado 2,0 cm posterior ao ponto D, e se estendem por 1,0 cm a 2,0 cm *fazendo uma pequena inclinação* em direção ao ponto D. Representam a altura do comprometimento da área lombar (L1, L2, L3, L4, L5, S1 e cóccix) e regiões de emergência de suas raízes. Correspondem à coluna lombar e às extremidades inferiores.

Eles estão localizados diretamente na frente da orelha, em uma linha vertical um pouco inclinada que vai da inserção alta do pavilhão até a borda superior do arco zigomático. Formando uma corrente, esses pontos são numerados de 1 a 6, de cima para baixo.

Na área Yang, esses pontos estão atrás da orelha, em uma linha vertical ligeiramente curva, convexa para trás; aqui eles são parcialmente cobertos pela borda do pavilhão (Figuras 18, 19, 20, 21).

Indicações:

- Artrite, câimbras.
- Ciatalgia, lombalgia.
- Coxartrose.
- Distúrbios circulatórios da perna (síndrome de Raynoud).
- Dores causada por lesões, lesões esportivas, pós-operatório e distúrbios motores.

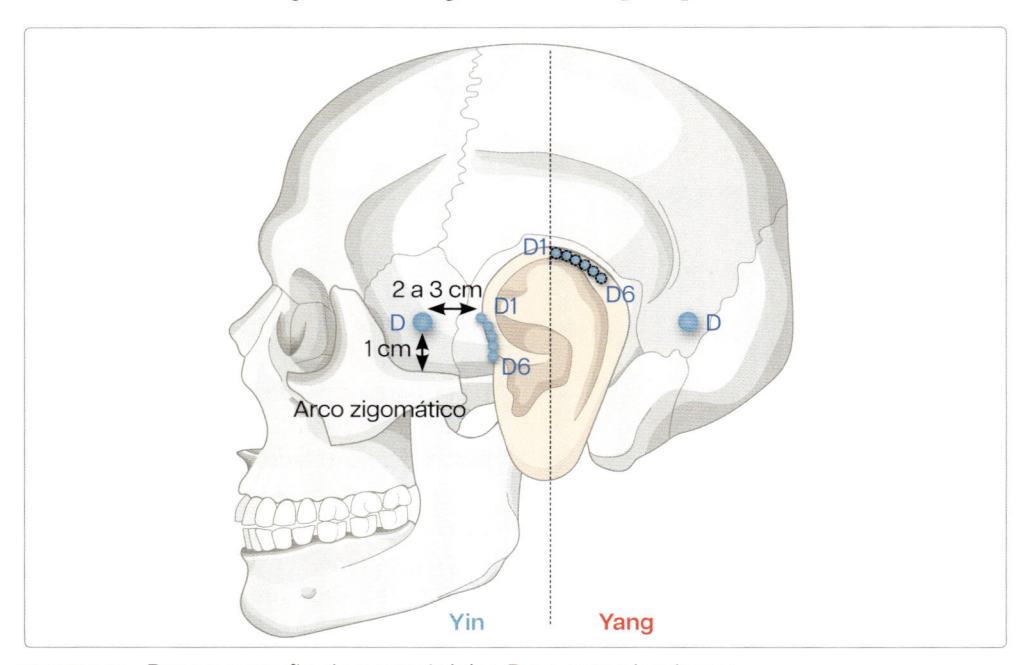

FIGURA 18   Representação do ponto básico D e pontos lombares.

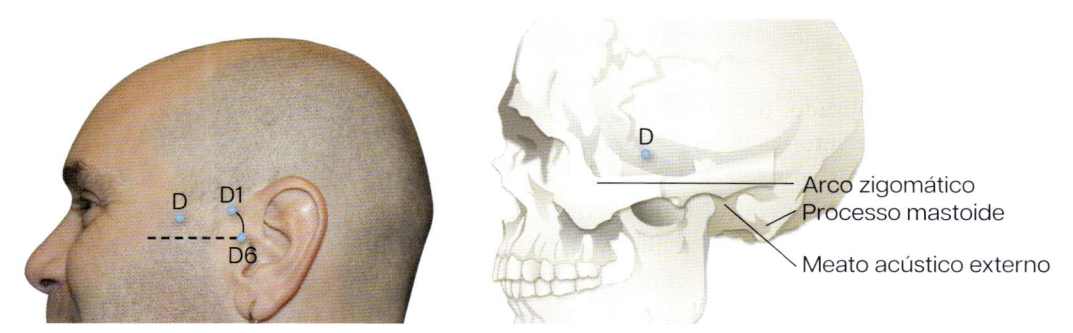

FIGURA 19 Localização esquemática do ponto básico D na cabeça do paciente e referência anatômica.

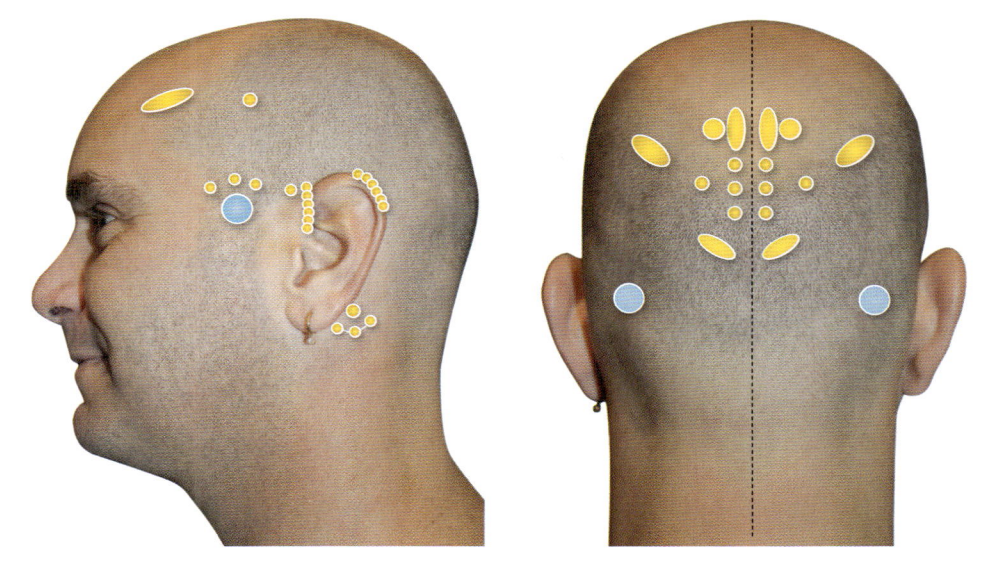

FIGURA 20 Localização esquemática do ponto básico D na cabeça do paciente na área Yin e Yang.

- Esclerose múltipla.
- Gonartrose.
- Gota.
- Hérnia de disco.
- Hipertrofia prostática.
- Luxação habitual de patela.
- Nevralgia.
- Parestesias, paresias e paralisia dos membros inferiores.
- Reumatismo.
- Síndrome de Parkinson.

Algumas observações foram mencionadas pelo Dr. Yamamoto, que destacou a importância de se pesquisar a sensibilidade dolorosa do ponto D do lado direito comparando com o lado esquerdo, sendo que o lado mais doloroso é o local de aplicação da agulha.

Se a dor lombar persistir, pesquisar os pontos D1 a D6. Com o advento da palpação diagnóstica do braço e da mão, *a posteriori*, o lado mais sensível da palpação diagnóstica determina o melhor lado de tratamento.

A hipertrofia prostática pode ser tratada utilizando os pontos D1 a D6 ou ponto Y da bexiga. Às vezes, órgãos internos na distribuição nervosa da região lombar podem ser tratados com sucesso.

As indicações são as mesmas para os pontos D **Yang.**

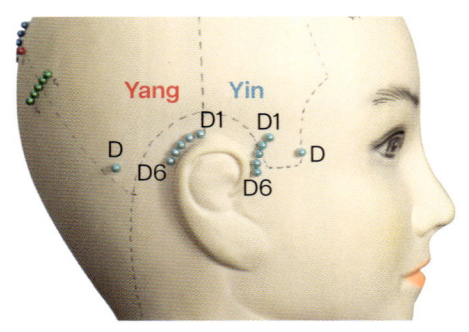

FIGURA 21 Localização esquemática do ponto básico D e D1 a D6 na cabeça do modelo de isopor.

PONTO E

Está localizado na mesma linha vertical do ponto A, aproximadamente 1,0 a 1,5 cm acima do canto interno das sobrancelhas. Como referência tem o ponto B2 (*Zanzhu*), seria o ponto E12. Apresenta um prolongamento de +/- 2,0 cm que forma um ângulo de 15° de inclinação.

Nessa linha possui 12 pontos (E1 a E12) que representam a região torácica (E1 = porção superior e E12= porção inferior).

Corresponde às 12 vértebras torácicas e costelas (T1 a T12), bem como aos órgãos internos inervados pelos nervos torácicos.

O ponto E1 está localizado 1,0 cm acima do meio da sobrancelha, descendo em direção à raiz do nariz em direção a E12 (Figuras 22, 23, 24).

O ponto básico E (**Yang**) é também localizado na região occipital.

Indicações:

- Fraturas.
- Herpes zoster.
- Nevralgia intercostal.
- Patologias torácicas, dor torácica (pós-traumática ou pós-operatória), dorsalgia.

Algumas doenças internas também podem ser tratadas:

- Angina no peito (reversível), palpitações.
- Asma, bronquite asmática e dispneia.
- Alergias respiratórias.
- Problemas de nariz e laringe.
- Tosse persistente.

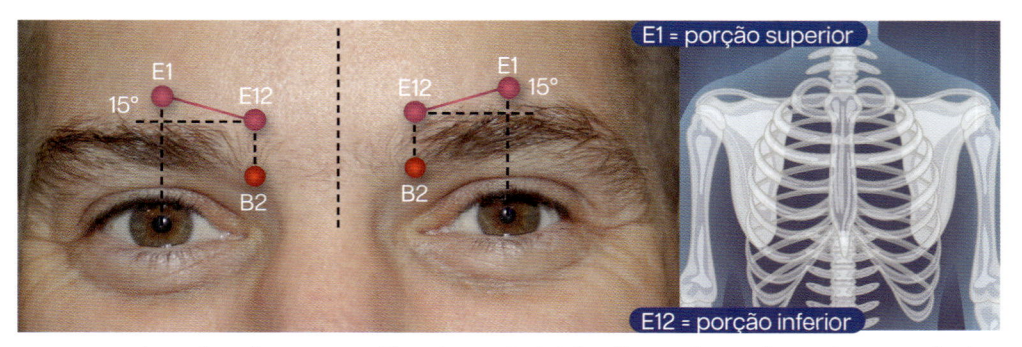

FIGURA 22 Localização esquemática do ponto básico E na cabeça de paciente e referência anatômica.

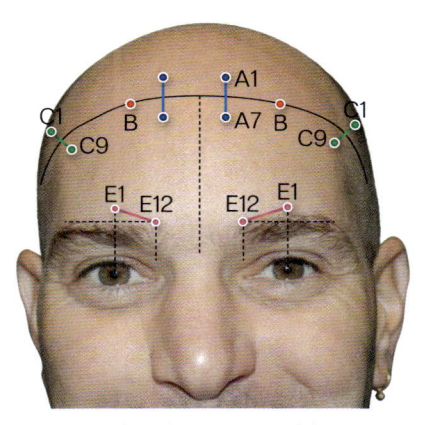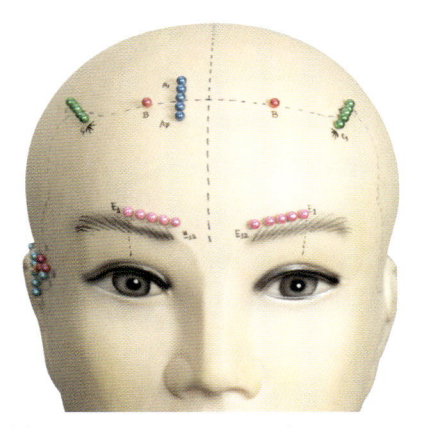

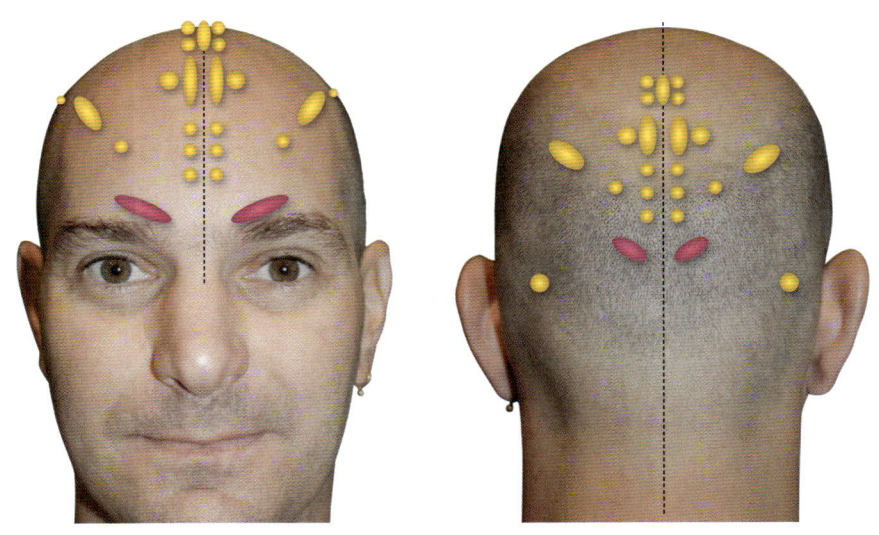

Para o início de utilização da técnica YNSA, recomenda-se que se utilizem bem os cinco primeiros pontos básicos (pontos A a E) que representam todo o nosso corpo nesse microssistema craniano (Figura 25).

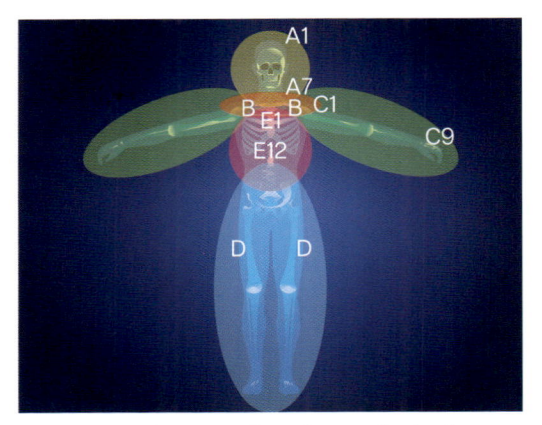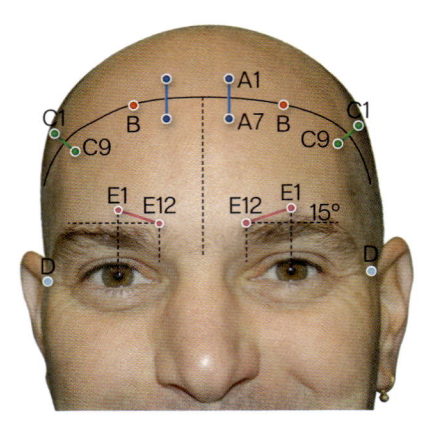

Resumo dos cinco principais pontos básicos (A a E).

PONTO F

Está na região retroauricular, localizado na parte mais proeminente do processo mastoide. Inicialmente, Yamamoto descreveu primeiro o ponto na parte **Yang**. O ponto F é único e sem subdivisões.

Apresenta indicação específica para **ciatalgia**. Normalmente é usado com o ponto D (D1 a D6) e os pontos H e I que serão descritos a seguir.

O **ponto F Yin** situa-se entre o ponto D e os pontos lombares (D1 a D6), exatamente na borda superior do arco zigomático (Figuras 26 e 27).

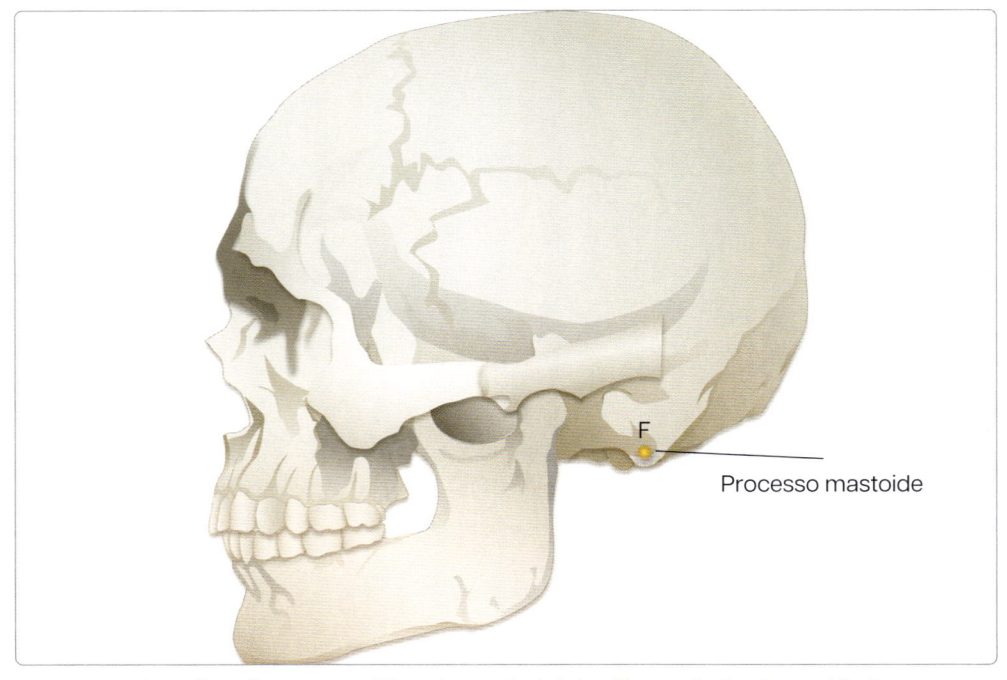

Processo mastoide

FIGURA 26 Localização esquemática do ponto básico F na referência anatômica.

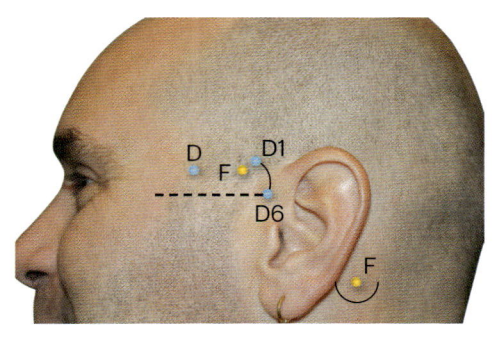 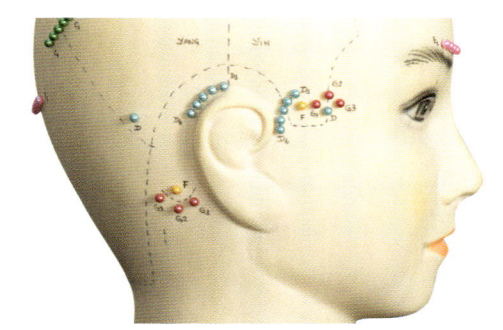

FIGURA 27   Localização esquemática do ponto básico F na cabeça do paciente e no modelo de isopor.

PONTO G

Foi descrito como o ponto F **Yang** localizado apenas próximo ao processo mastoide que se encontra na área posterior **Yang** e só depois foi descrito na área **Yin** localizado acima do ponto D (**Yin**) (Figura 28).

Ponto G Yang: está localizado na região retroauricular ao longo da borda inferior do processo mastoide. São três pontos que contornam a ponta do processo mastoide formando uma curva. Antes de agulhar, é importante palpar e localizar o ponto mais sensível (Figura 29):

- G1 = trata a face interna ou medial do joelho.
- G2 = no ápice – trata a parte anterior do joelho (tendinite do quadríceps) e fossa poplítea.
- G3 = parte lateral ou externa do joelho (tensor da fáscia lata).

Os **pontos G Yin** situam-se cerca de 1,0 a 2,0 mm acima do ponto básico D.

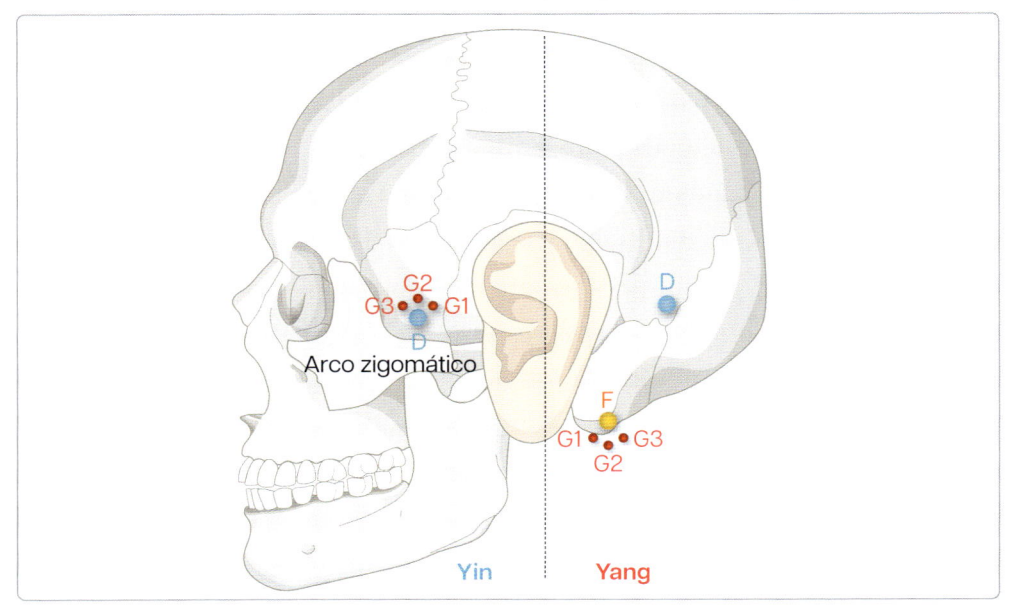

FIGURA 28   Localização esquemática do ponto básico G na parte **Yin** e na parte **Yang**.

Indicações:

- Artrites.
- Analgesia nas fraturas da patela.
- Bursite.
- Luxações.
- Reumatismo.
- Torção.

PONTO EXTRA PARA JOELHO

Foi descrito um ponto extra para o tratamento de dor em joelho. Está localizado na linha de implantação do cabelo, entre os pontos B e C, em uma mesma linha horizontal que parte da pupila do olho como referência (Figura 30).

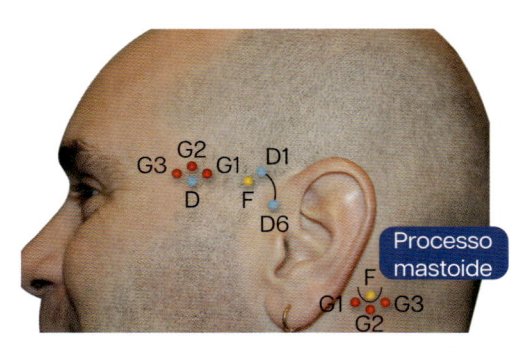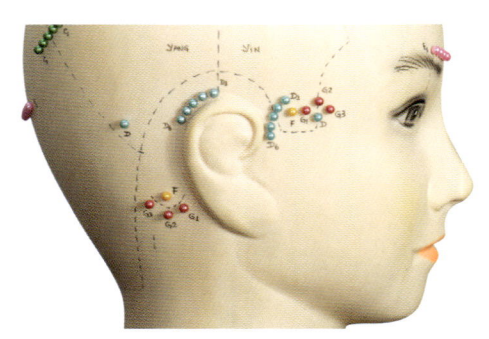

FIGURA 29 Localização esquemática do ponto básico G na cabeça do paciente e no modelo de isopor.

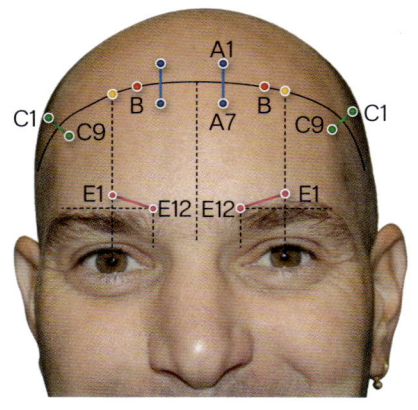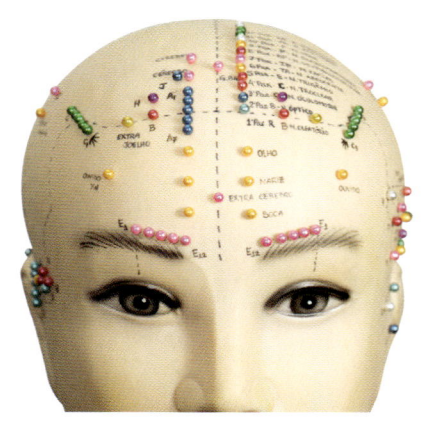

FIGURA 30 Localização esquemática do ponto Extra para Joelho na cabeça do paciente e no modelo de isopor.

PONTOS H e I

São pontos extras ou complementares para o tratamento da lombalgia e possuem as mesmas indicações do ponto D.

O agulhamento pode ser associado com os pontos D ou F com a finalidade de potencializar a ação destes últimos, principalmente para o controle de dores lombares crônicas e dormência das extremidades inferiores.

O ponto H está localizado 0,5 cm acima do ponto básico B e o ponto I está 4,0 a 5,0 cm posterior ao ponto C (obs.: quando descobriu o ponto, o Dr. Yamamoto descreveu a localização inicial do ponto I estando a 0,5 cm do ponto C).

Os pontos H e I são indicados para comprometimento das extremidades inferiores, hérnia de disco, parestesia e hemiplegia (Figuras 31 a 35).

O ponto I também é usado no tratamento da palma da mão para dormência, dor e rigidez dos dedos. O polegar neste esquema também está apontando para a linha média. Desse achado, o professor Yamamoto descreveu a **nova somatotopia** do ponto I que será descrito em outro capítulo.

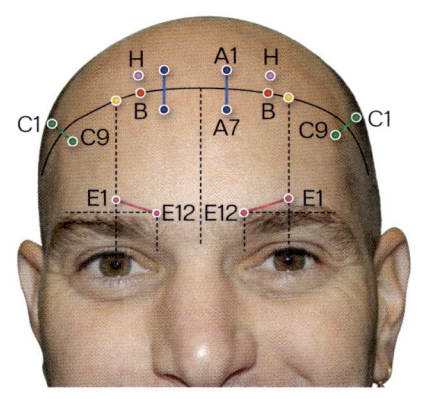
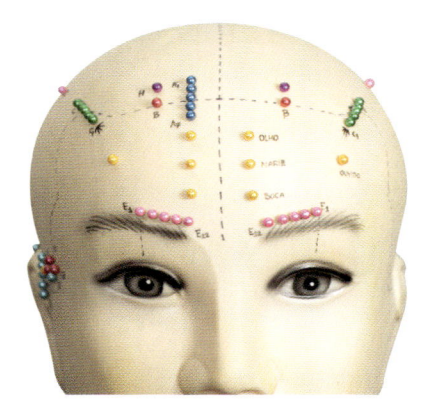

FIGURA 31   Localização esquemática do ponto básico H na cabeça do paciente e no modelo de isopor.

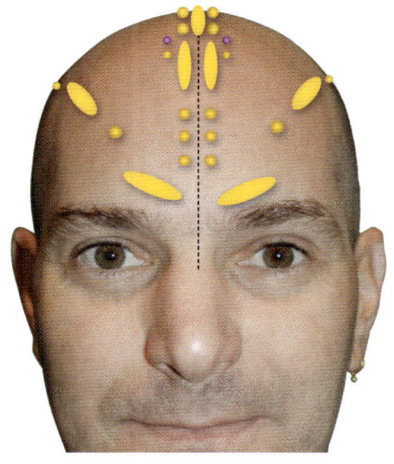
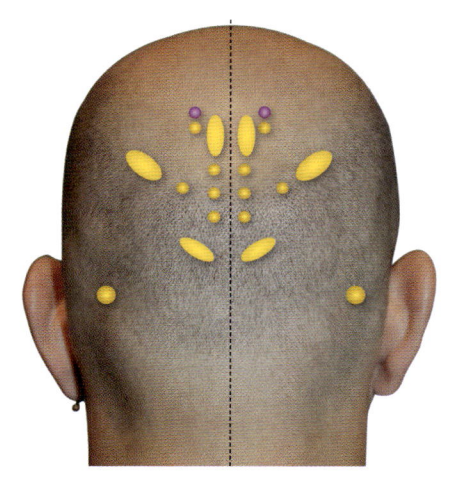

FIGURA 32   Localização esquemática do ponto básico H na cabeça do paciente na área Yin e Yang.

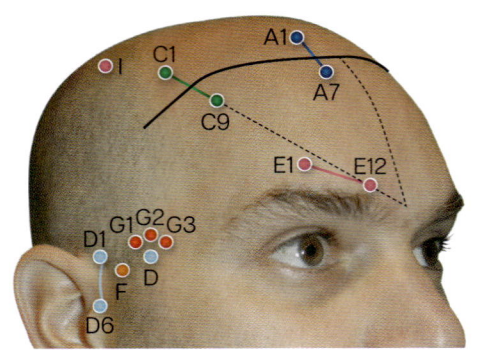 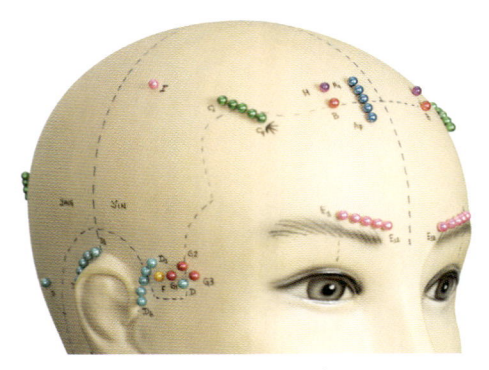

FIGURA 33 Localização esquemática do ponto básico I na cabeça do paciente e no modelo de isopor.

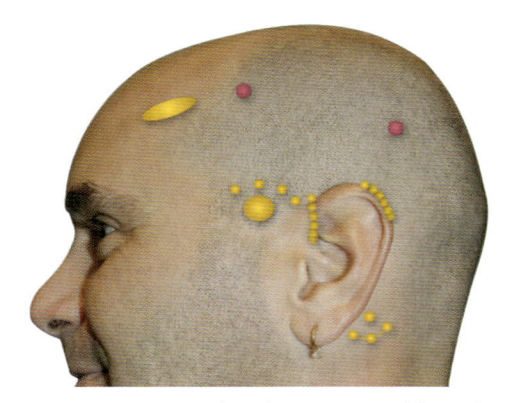

FIGURA 34 Localização esquemática do ponto básico I na cabeça do paciente na área Yin e Yang.

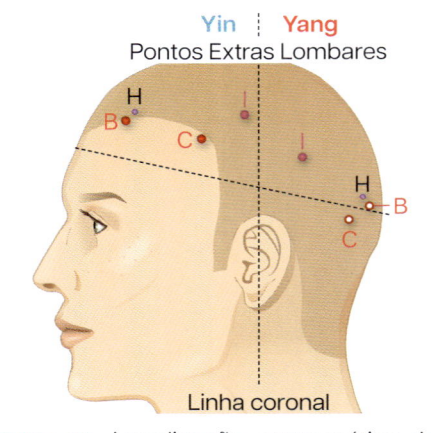

FIGURA 35 Localização esquemática dos pontos básicos H e I na região Yin e Yang.

PONTOS J e K

São pontos descritos relacionados ao tratamento de alterações nos pés. O ponto J é utilizado para doenças que acometem a região dorsal do pé e o ponto K para acometimento da região plantar do pé.

O ponto J está ao lado do ponto Cérebro na região frontal (Yin) e o ponto K está ao lado do ponto Cérebro na região occipital (Yang) (Figura 36).

Com o tempo, observações posteriores e novas considerações foram deixando cada vez mais claro o fato desses pontos não serem apenas pontos básicos, mas novas somatotopias, uma Yin e outra Yang. Será visto com mais detalhes no capítulo sobre novas somatotopias.

Indicações:

- Parestesias.
- Problemas de circulação dos pés.
- Dores localizadas nos pés.

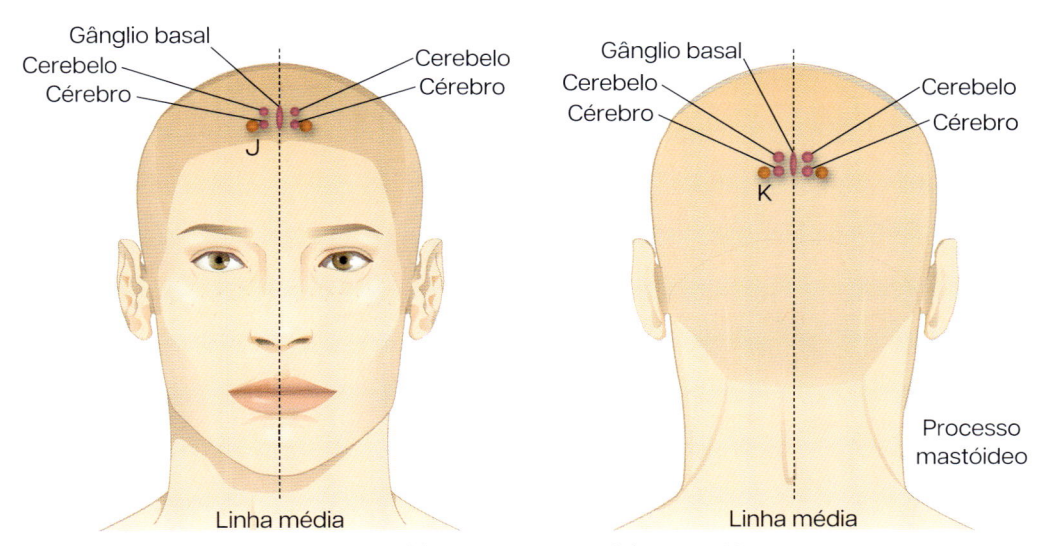

FIGURA 36 Localização esquemática dos pontos básicos J e K.

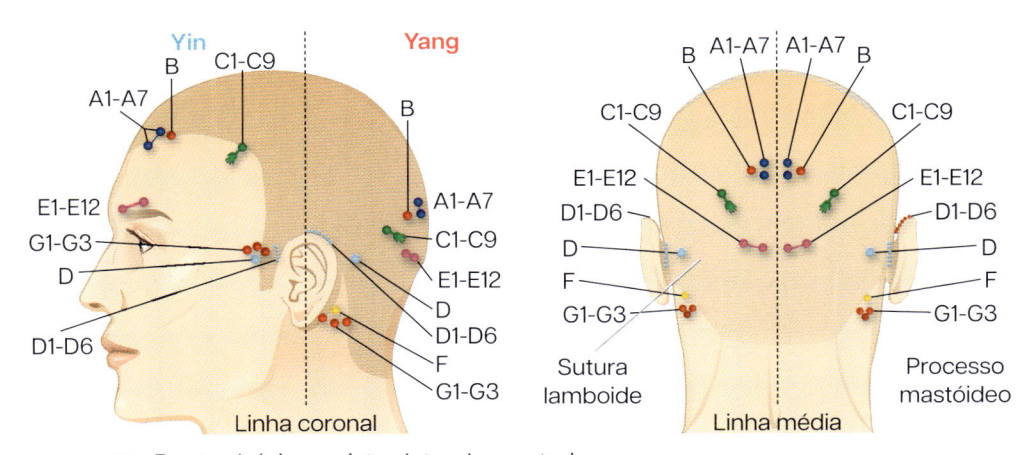

FIGURA 37 Pontos básicos: vistas lateral e posterior.

Em resumo, as projeções das áreas de base são as seguintes:

- Zona A: cabeça e coluna cervical, de C1 a C7, de cima para baixo.
- Zona B: coluna cervical baixa, ombro.
- Zona C: membros superiores, dependendo da topografia, de cima para baixo.
- Zona D: coluna lombar e membros inferiores (indiferenciados).
- Zona D1-D6: coluna lombar de L1 a L5, dobradiça lombossacral, articulações sacroilíacas.
- Zona E: coluna dorsal de T1 a T12 de cima para baixo, tórax.
- Zona F: coluna lombar, nervo ciático.
- Zona G: joelho; G1 medial, G2 dorsal, G3 lateral.
- Zona H: quadril, coluna lombar e nervo ciático (área complementar).
- Zona I: quadril, coluna lombar e nervo ciático (área complementar) e mão.
- Zona J: região dorsal do pé
- Zona H: região plantar do pé.

TABELA 1 Descrição dos pontos básicos localizados na região frontal (Yin)

Nome	Localização	Característica	Nomenclatura	Correspondência	Indicações
A	0,5 a 1,0 cm lateralmente à linha média na altura da linha de implantação do cabelo	Comprimento vertical de 2,0 cm	A1 a A7	Cabeça e coluna cervical	Cefaleia tensional, cervicalgia, traumatismos cervicais "em chicote", enxaqueca, vertigem, tonturas e labirintites, paralisia facial, problema de ATM, odontalgia e analgesia pós-cirúrgica ou pós-trauma
B	0,5 a 1,0 cm lateralmente ao ponto A	Ponto único localizado na linha de implantação do cabelo	B	Cintura escapular e ombro	Cervicobraquialgia, cervicalgia inferior, hemiplegia, dor no ombro (pós-trauma ou pós-cirúrgica), bursite e tendinites
C	2,5 cm lateralmente ao ponto B, no ângulo entre a implantação frontal e temporal dos cabelos	Comprimento vertical de 2,0 cm com angulação de 45°	C1 a C9	Extremidades superiores (ombro, braço, cotovelo, antebraço, punho, mão e dedos)	Dor no ombro, bursite, artrite reumatoide, epicondilites, tenossinovite, síndrome do túnel do carpo, distensões musculares, luxações, síndrome de Reynaud, hemiplegia, paraplegia, dores pós-trauma e pós-cirúrgica de membros superiores
D	Na região temporal, 2,0 a 3,0 cm na frente da hélice da orelha e 1,0 cm acima do arco zigomático	Ponto único localizado na linha de implantação do cabelo na região da costeleta	D	Extremidades inferiores e coluna lombar	Artrite, câimbras, lombalgia, ciatalgia, coxartrose, hérnia de disco, parestesia e paralisia dos membros inferiores, síndrome de Parkinson e lesões desportivas
Grupo D ou pontos lombares	Na região temporal próximo da implantação da orelha	Comprimento vertical de 1,0 a 2,0 cm	D1 a D6	Coluna lombar (L1 a S1)	Artrite, câimbras, lombalgia, ciatalgia, coxartrose, hérnia de disco, parestesia e paralisia dos membros inferiores, síndrome de Parkinson e lesões desportivas
E	Na mesma linha vertical do ponto A, 1,0 a 1,5 cm acima das sobrancelhas	Comprimento vertical de 2,0 cm com angulação de 15°	E1 a E12	Região torácica (T1 a T12) E1 = parte superior E12 = parte inferior	Patologias torácicas, dores pós-trauma e pós-cirúrgica da região torácica, neuralgia intercostal, herpes zoster, angina, palpitações, asma, bronquite e dispneia

(continua)

TABELA 1 Descrição dos pontos básicos localizados na região frontal (Yin) *(continuação)*

Nome	Localização	Característica	Nomenclatura	Correspondência	Indicações
F	Na região retroauricular. Na parte mais proeminente do processo mastoide	Ponto único. Associar com o ponto D	F	Nervo ciático (ou isquiático)	Dor ciática e lombalgia
G	Na região retroauricular ao longo da borda inferior do processo mastoide	São 3 pontos que contornam a ponta do processo mastoide formando uma curva	G1 a G3	Joelho G1 = parte medial G2 = parte anterior G3 = parte lateral	Bursite, reumatismo, torção, luxações, artrites e analgesia nas fraturas da patela
H	0,5 cm acima do ponto B	Ponto único. Associar com o ponto D ou F	H	Ponto lombar extra	Lombalgia, hérnia de disco, parestesia e paralisia dos membros inferiores
I	4,0 a 5,0 cm posterior ao ponto C	Ponto único. Associar com o ponto D ou F	I	Ponto lombar ou ciático extra. Ponto da Mão	Lombalgia, hérnia de disco, parestesia e paralisia dos membros inferiores
J	1,0 cm acima do ponto A, ao lado do ponto cérebro na região frontal (Yin)	Ponto único	J	Região dorsal do pé	Parestesia, má circulação, dores na região dorsal do pé
K	1,0 cm acima do ponto A, ao lado do ponto cérebro na região occipital (Yang)	Ponto único	K	Região plantar do pé	Parestesia, má circulação, dores na região plantar do pé

5

Pontos sensoriais (ou pontos dos órgãos dos sentidos)

Existem quatro pontos de órgãos sensoriais pertencentes a este grupo. Como o nome indica, são para o tratamento de quaisquer distúrbios dos órgãos sensoriais (Figuras 1 a 5):

1. Ponto do Olho.
2. Ponto do Nariz.
3. Ponto da Boca.
4. Ponto do Ouvido.

O ponto do Olho é localizado bilateralmente, cerca de 1,0 cm abaixo do ponto A. É indicado para o tratamento de todos os distúrbios visuais e dores relacionadas com os olhos:

- Conjuntivites.
- Degeneração macular.
- Diminuição da acuidade visual.
- Dores e desconforto após trauma ou pós-cirúrgicos.
- Epífora (lacrimejamento excessivo, contínuo e involuntário).
- Estrabismo.
- Glaucoma.

Nas patologias oftalmológicas, várias observações interessantes foram feitas, seguindo o uso de pontos de Yamamoto:

- Após cirurgia no olho, cicatrização mais rápida.
- Em casos de degeneração macular comprovada, melhora da acuidade visual.
- Melhora da vascularização, fenômeno visível no exame do fundo de olho.

O ponto do Nariz está cerca de 1,0 cm abaixo do ponto do Olho.

As indicações são todas as queixas e dores relacionadas à região nasal:

- Alergias.
- Dores e queixas pós-traumáticas ou pós-operatórias.
- Obstruções nasais.
- Perda do olfato.
- Rinites.
- Sinusites.

Nos sintomas do nariz e seus anexos, podem-se associar pontos da acupuntura chinesa clássica, como o **Yin Tang** (ponto curioso) e IG20 (**Yingxiang**). Essa combinação aumenta a eficácia do tratamento.

O ponto da Boca, mais uma vez, fica 1 cm abaixo do ponto do Nariz.

As indicações são todas as queixas e dores relacionadas à cavidade oral e perioral:

- Afasia motora.
- Distúrbio do paladar.
- Dor de dente (odontalgia).
- Dor pós-extração dentária.
- Dores e queixas pós-traumáticas ou pós-operatórias.
- Dores de garganta.
- Herpes simples.
- Inflamações bucais, estomatites.

Em caso de afasia, esse ponto deve estar sempre associado a um dos dois pontos específicos para afasia: ponto de afasia de Broca, localizado na zona craniana *Yin*, entre os pontos Y do estômago e do baço, e ponto de afasia de Wernicke, localizado na zona craniana *Yang*, entre esses mesmos pontos (os pontos Ypsilon ou "Y" serão descritos em capítulo específico).

No caso de dor de garganta ou amigdalite, a parte inferior do ponto da Boca deve ser tratada. O antibiótico também será necessário para a infecção, mas a dose da medicação geralmente é menor do que sem o tratamento com acupuntura.

O ponto do Ouvido está a cerca de 1,5 cm do ponto C em uma inclinação de 45° em uma linha em direção à raiz do nariz ou situa-se a meia distância entre o ponto E1 e o ponto C, em uma altura entre o ponto do Olho e o ponto do Nariz.

As indicações são todas as perturbações auriculares:

- Distúrbios auditivos.
- Dor após lesão e pós-operatória.
- Labirintites.
- Otite externa.
- Otite média.
- Zumbido.

TABELA 1 Descrição dos pontos sensoriais (Olho, Nariz, Boca e Ouvido)

Nome	Localização	Característica	Indicações
Olho	1,0 cm abaixo do ponto A7, em uma mesma linha vertical do ponto A	Ponto único	Distúrbios oftalmológicos, dor ocular, diminuição da acuidade visual, visão turva, glaucoma, conjuntivite alérgica, estrabismo, epífora, lacrimejamento e olho seco
Nariz	1,0 cm abaixo do ponto olho, em uma mesma linha vertical do ponto A	Ponto único	Alergia, anosmia, epistaxe, obstrução nasal, rinite, sinusite, dor pós-operatória ou pós-trauma
Boca	1,0 cm abaixo do ponto nariz, em uma mesma linha vertical do ponto A	Ponto único	Queixa e dores relacionadas à cavidade oral e perioral, estomatites, herpes simples, afasia, distúrbio do paladar, dor de garganta, parodontoses. Dor pós-operatória ou pós-trauma
Ouvido	A meia distância entre o ponto E1 e o ponto C, em uma altura entre o ponto do Olho e o ponto do Nariz	Ponto único	Distúrbios auditivos, otite externa, zumbido, otite média e labirintites. Dor pós-operatória ou pós-trauma

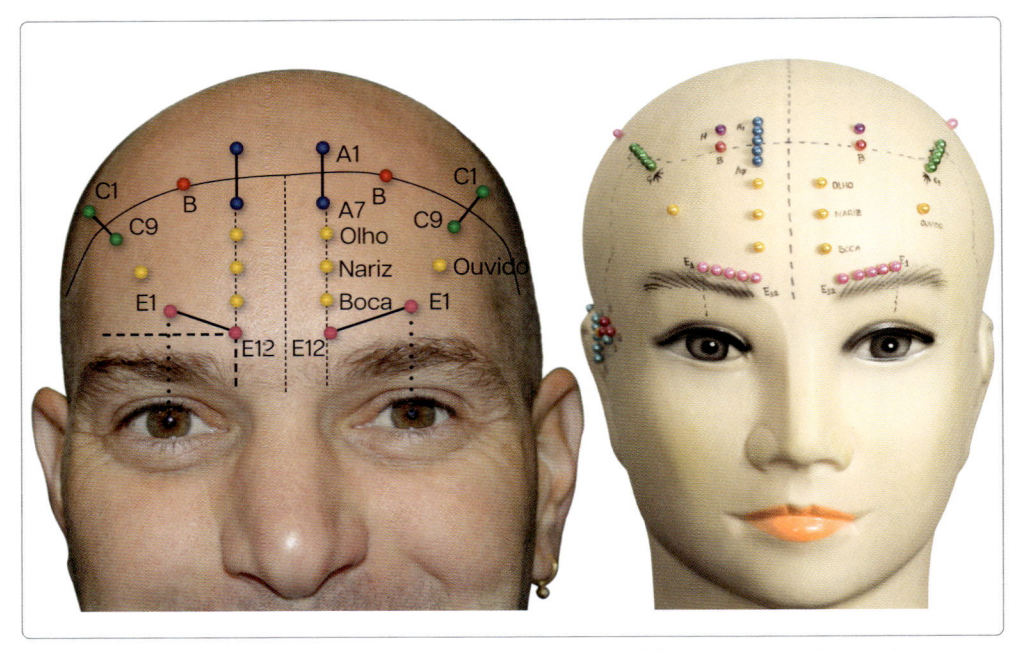

FIGURA 1 Localização esquemática dos pontos sensoriais na cabeça do paciente e no modelo de isopor.

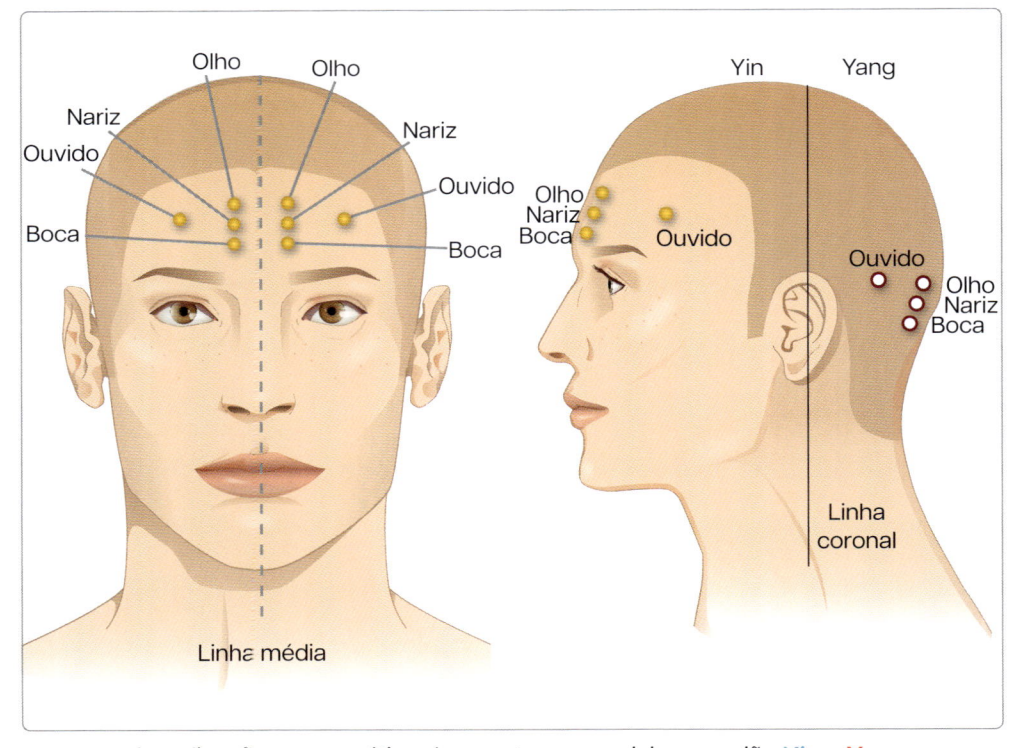

FIGURA 2 Localização esquemática dos pontos sensoriais na região Yin e Yang.

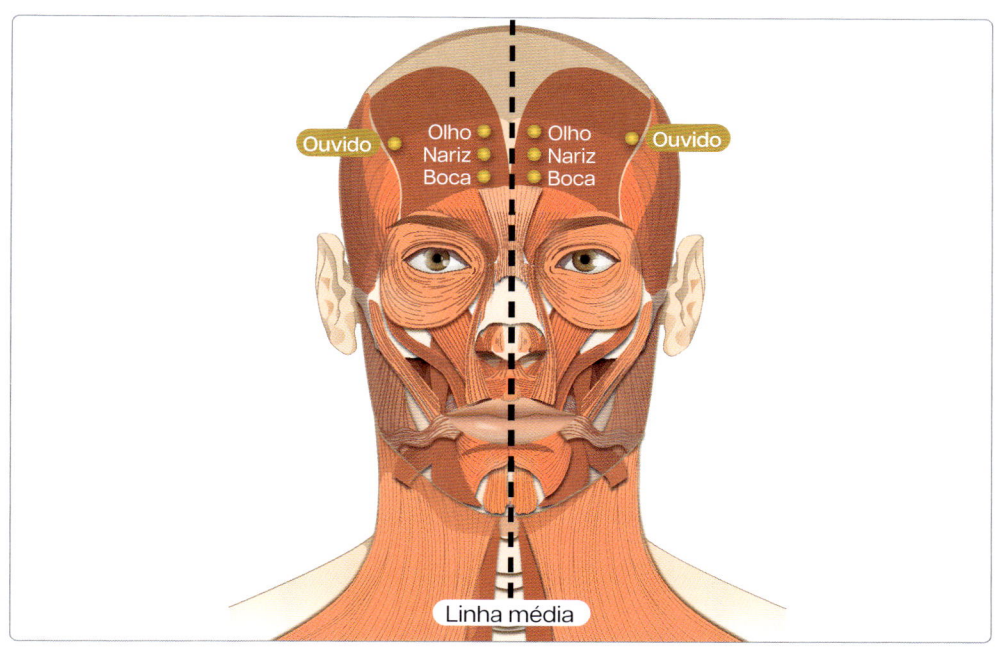

FIGURA 3   Localização dos pontos sensoriais sobre os músculos.

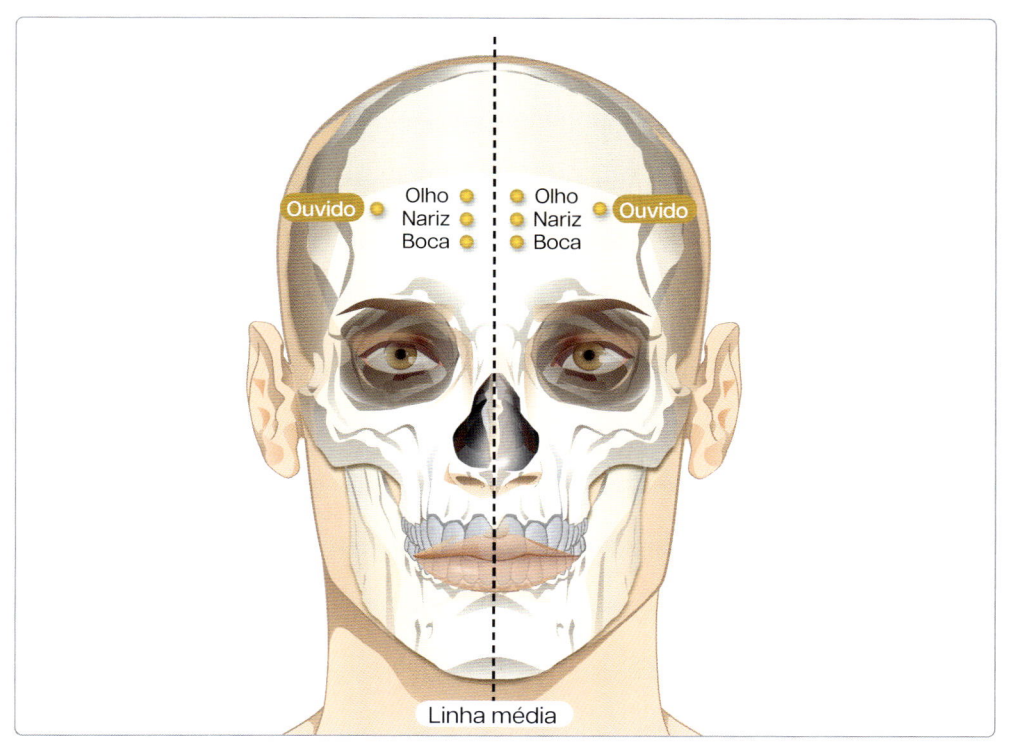

FIGURA 4   Localização dos pontos sensoriais sobre os ossos.

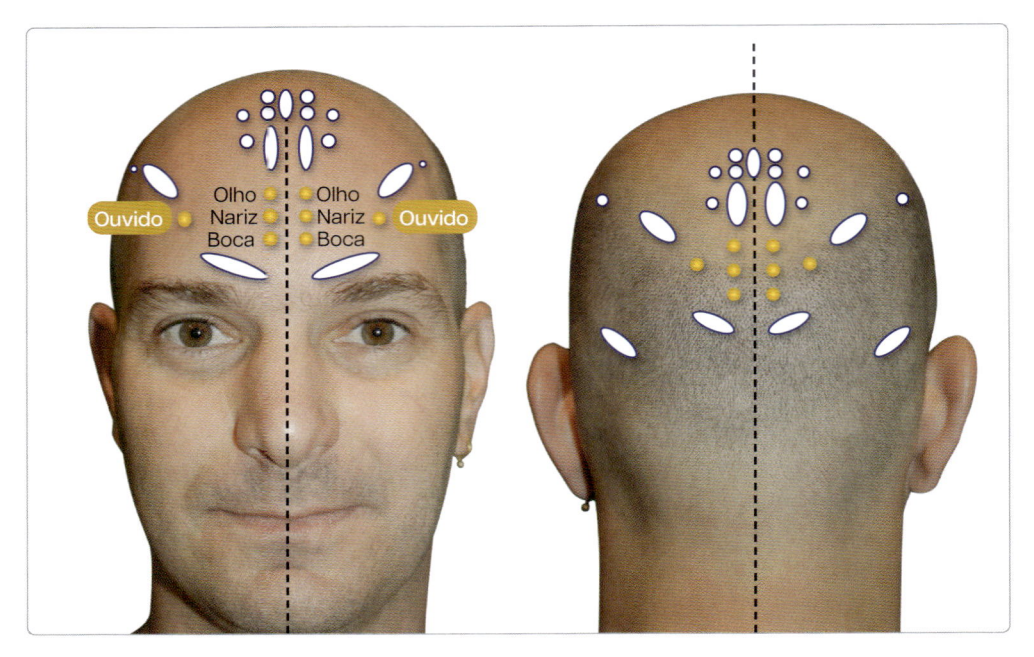

FIGURA 5   Localização esquemática dos pontos sensoriais na cabeça do paciente na área Yin e Yang.

Observe que os três primeiros pontos dos órgãos dos sentidos são colocados na mesma vertical, enquanto o ponto do Ouvido está localizado mais lateralmente, entre os pontos do Olho e o ponto do Nariz, tudo de acordo com a disposição anatômica desses órgãos. Isso facilita a memorização de sua posição.

TRATAMENTO DO ZUMBIDO

O zumbido pode ser melhorado com a combinação de dois pontos sensoriais Ouvido e dois pontos extras.

O tratamento consiste na aplicação das agulhas nos pontos sensoriais Ouvido Yin e Yang e outros dois pontos extras de zumbido que estão lateralmente equidistantes em um semicírculo no crânio.

Inicia-se o tratamento agulhando o ponto Zumbido 1 que corresponde ao ponto sensorial do Ouvido Yang e adicionando os pontos à sua frente. Para localizar esse ponto, deve-se palpar o processo mastoide e deslizar o dedo em direção para cima até encontrar uma depressão óssea bem sensível. Às vezes, o paciente refere alguma melhora do zumbido só com esse primeiro ponto e alguns mencionam que a visão ficou mais clara e nítida.

Para encontrar o ponto Zumbido 2, trace uma linha que começa no intertrago e passa em direção ao ápice da orelha, formando uma angulação para trás. O ponto mais sensível que encontrar nessa linha à medida que se afasta da orelha é o ponto Zumbido 2.

O ponto Zumbido 3 se localiza imaginando uma linha vertical traçada da proeminência do intertrago até o ponto superior de fixação da orelha. O primeiro ponto sensível encontrado com a palpação nessa linha à medida que se afasta da orelha é o ponto Zumbido 3.

O ponto Zumbido 4 coincide com o ponto sensorial do Ouvido Yin (Figura 6).

Para obter um melhor resultado, os pontos precisam estar sensíveis à palpação. Em alguns casos pode-se acrescentar também a estimulação do VIII par craniano (nervo vestibulococlear).

Durante cada tratamento, questione ao paciente como está se sentindo. Às vezes, é necessário adicionar pontos Y que tratam os órgãos internos (*Zang Fu*), e a escolha desse ponto Y depende

da palpação diagnóstica cervical ou do abdome. Em casos excepcionais, também existem vários pontos sensíveis à pressão que podem ser agulhados na chamada linha de zumbido.

Em média, espera-se uma melhora de até 70% no zumbido ao utilizar essa combinação de pontos.

Não foi possível esclarecer, até o momento, o fato de que o ponto do Ouvido Yang também pode melhorar a visão. Uma possível explicação pode ser que o ponto do Ouvido Yang esteja acima da área visual do cérebro.

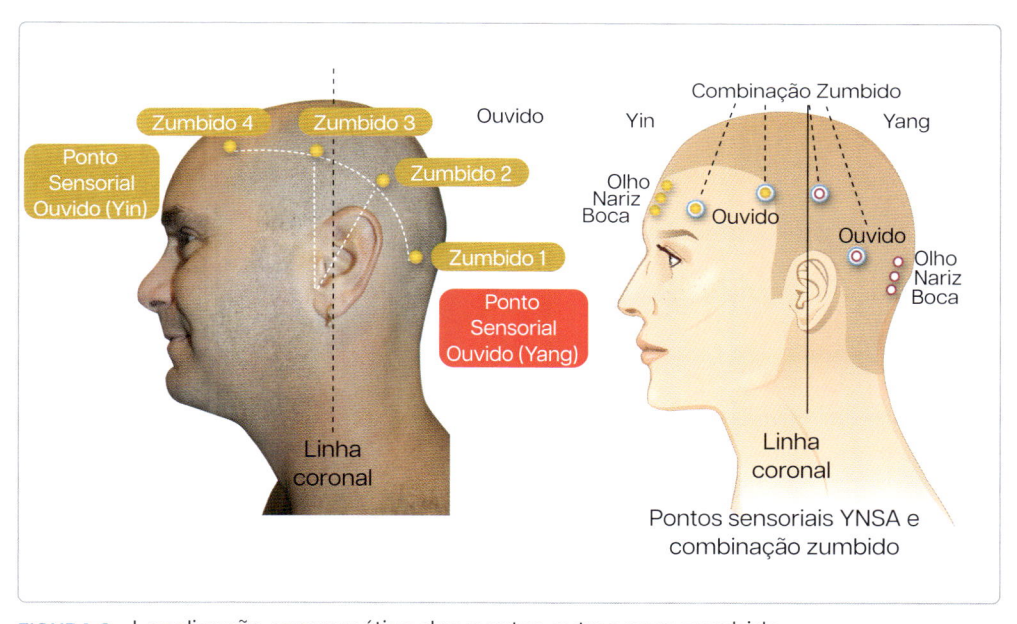

FIGURA 6 Localização esquemática dos pontos extras para zumbido.

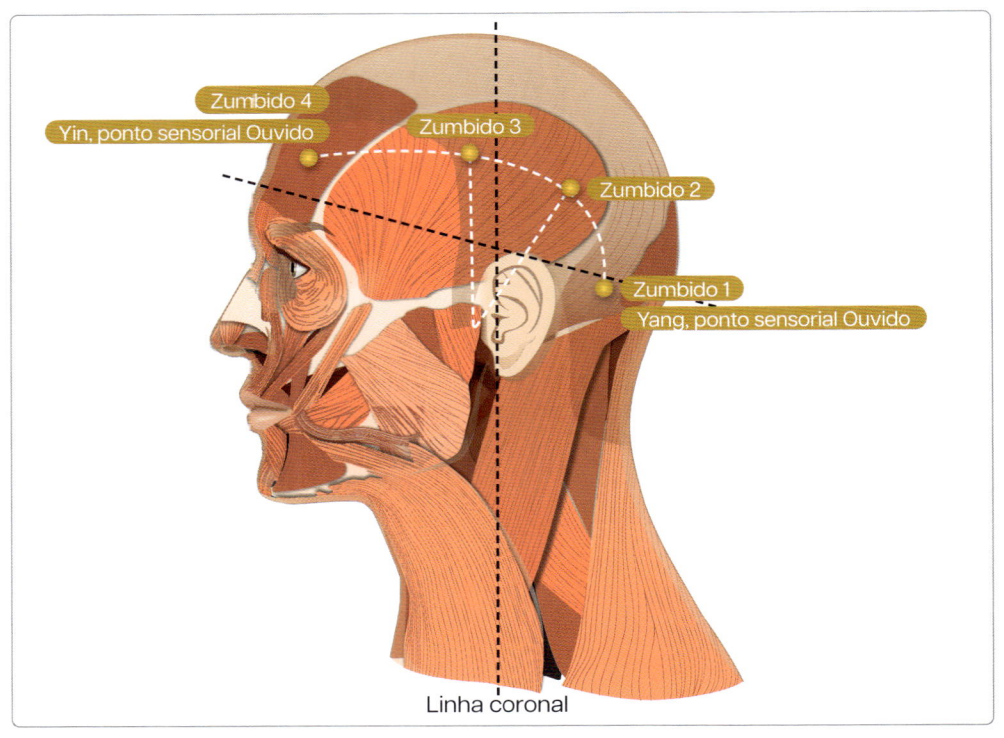

FIGURA 7   Localização dos pontos extras para zumbido sobre os músculos.

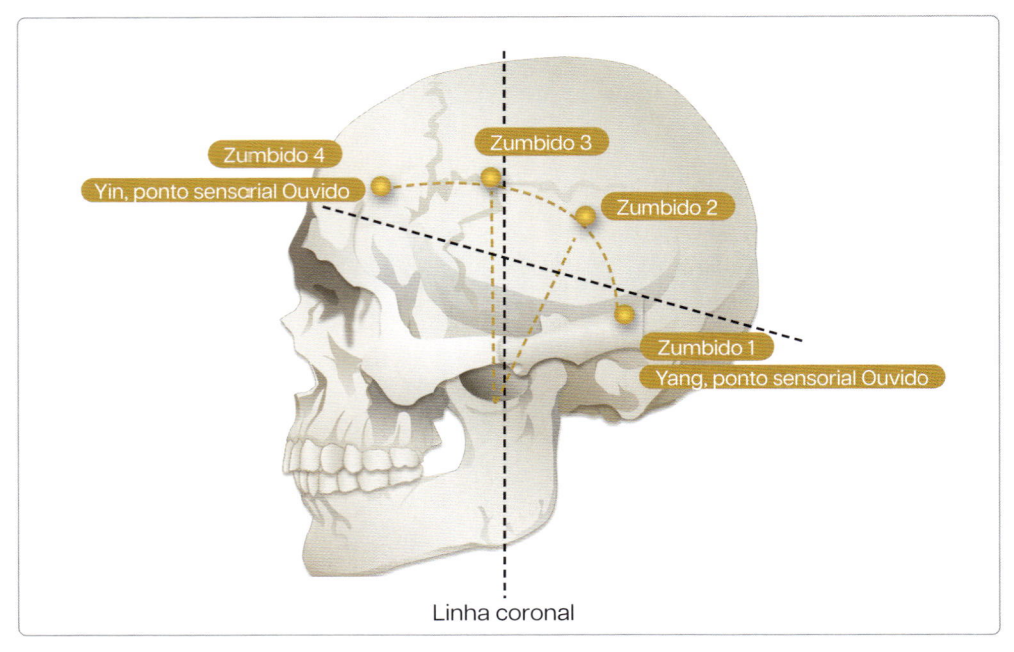

FIGURA 8   Localização dos pontos extras para zumbido sobre os ossos.

6

Pontos cerebrais

Há um grande ponto cerebral que se assemelha ao cérebro anatômico em suas divisões e é composto por três pontos:

- Cérebro.
- Cerebelo.
- Gânglios basais.

Para um tratamento bem-sucedido, o ideal é que, além de se ter sempre em mente a anatomia do cérebro, no momento de se buscar os pontos na cabeça, proceda-se também à pesquisa palpatória das áreas sensíveis na área diagnóstica no braço (nova área diagnóstica que será descrita depois).

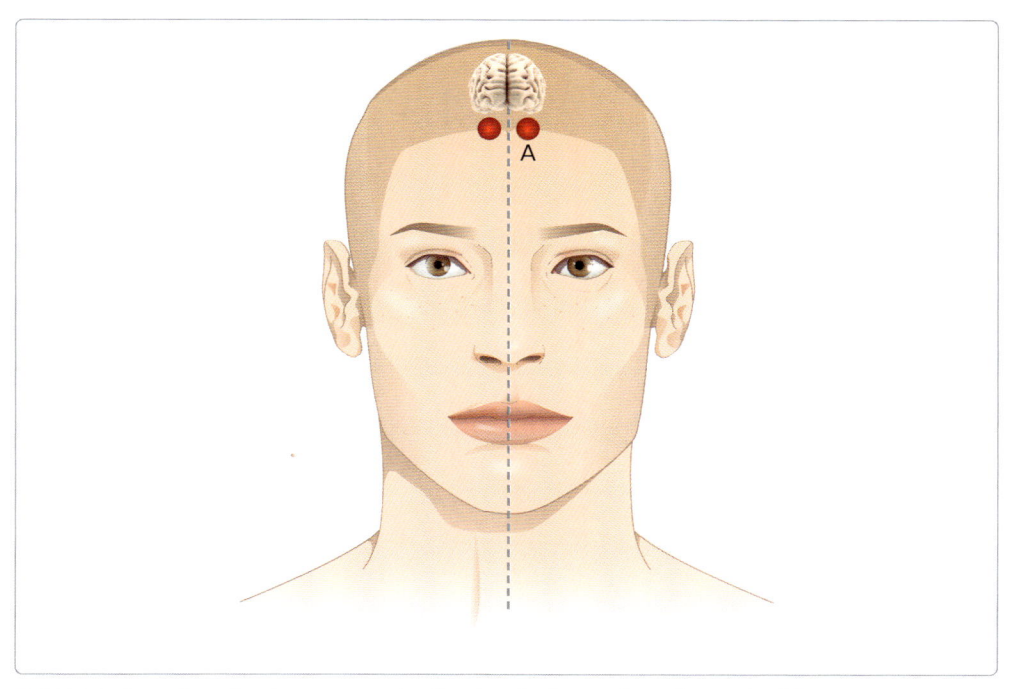

FIGURA 1 Localização da representação do cérebro acima do ponto A1.

O ponto do Cérebro localiza-se bilateralmente e fica 1,0 cm lateral da linha média, logo acima do ponto A1. O ponto do Cerebelo está 1,0 cm posterior do ponto do Cérebro e o ponto do Gânglio Basal, na sua forma alongada, localiza-se no meio, na linha média. Esses pontos são descritos na região Yin (anterior) e Yang (posterior) (Figuras 2, 3 e 4).

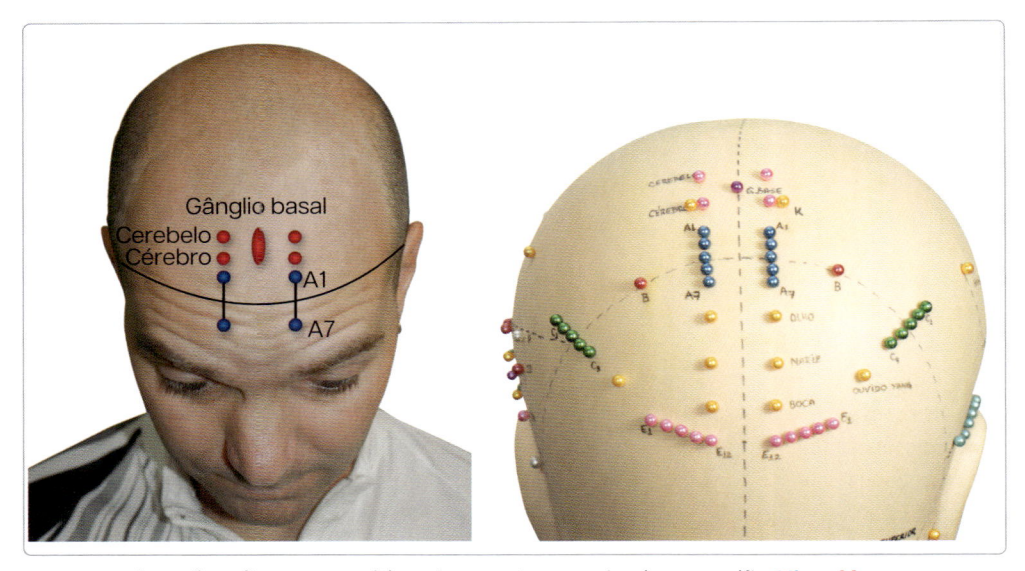

FIGURA 2 Localização esquemática dos pontos cerebrais na região Yin e Yang.

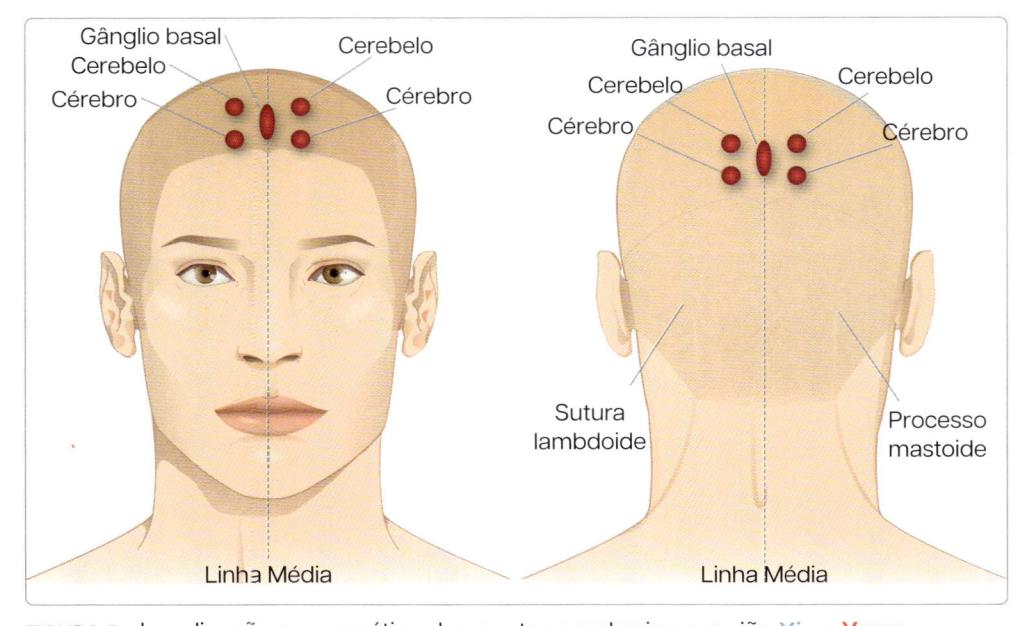

FIGURA 3 Localização esquemática dos pontos cerebrais na região Yin e Yang.

O prof. Yamamoto descreve que os pontos cerebrais, ao todo, englobam uma área com diâmetro oscilando em torno de 4,0 a 5,0 cm, iniciando-se 1,0 cm acima do ponto A (A1) e terminando na altura da depressão remanescente da fontanela anterior ou bregmática; coincide com o ponto DU21 ou VG21 (*Qianding*). Com isso, nessa área cerebral pode ser encontrado mais de um ponto dolorido (Figura 4).

Os pontos cerebrais são de considerável importância no tratamento de muitas patologias neurológicas, em particular aquelas frequentemente encontradas na prática médica atual:

- Após acidente vascular cerebral (AVC): paralisia, hemiplegia, afasia etc.
- Doença de Parkinson.
- Dor crônica.
- Enxaqueca.
- Esclerose múltipla.
- Estados depressivos.
- Nevralgia do trigêmeo.
- Paralisia facial (paralisia de Bell).
- Tonturas.
- Zumbido.

REGRAS DE USO

Algumas regras específicas devem ser observadas ao usar esses pontos:

- Como eles possuem uma representação na somatotopia de palpação diagnóstica na cervical e no braço, específica do YNSA, deve ser sempre realizada a palpação antes de aplicar esses pontos cerebrais. Essas áreas de diagnóstico serão descritas em capítulos subsequentes.
- Na síndrome de dor crônica, a punção é realizada ipsilateralmente, sabendo que os pontos dos gânglios basais são primordiais nesse caso.

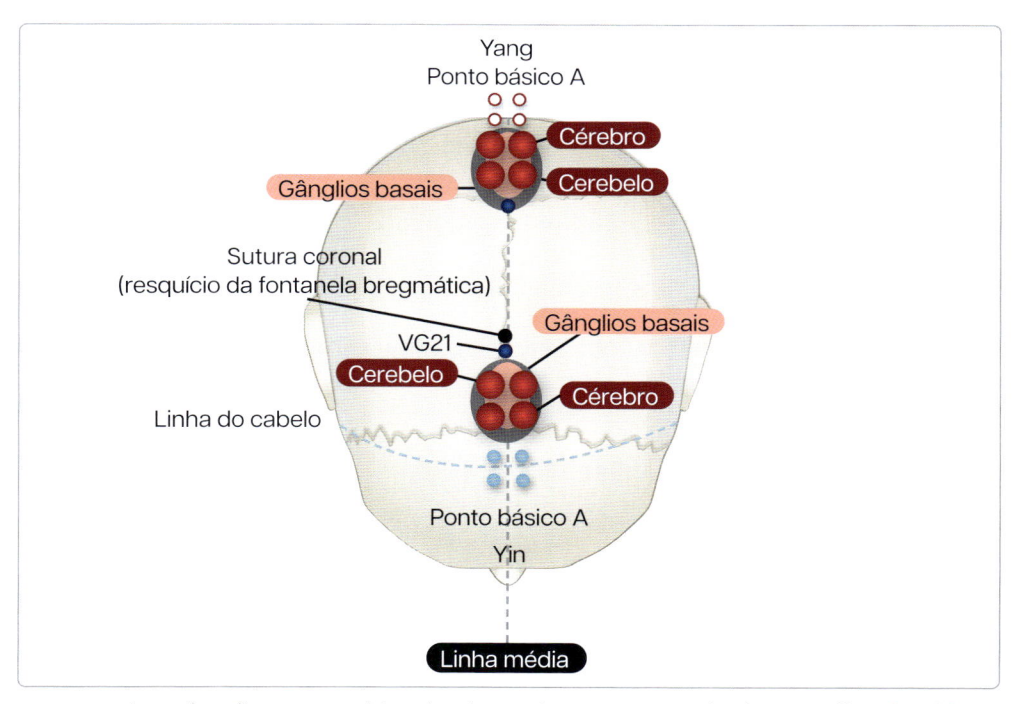

FIGURA 4 Localização esquemática das áreas dos pontos cerebrais na região Yin e Yang.

- Na hemiplegia, a punção é realizada contralateral ou homolateralmente à lesão cerebral, sabendo que a eficácia do método não depende, nesse caso, da idade do paciente, mas sim do tempo decorrido entre a hemorragia ou trombose e a primeira sessão de acupuntura.
- É aconselhável iniciar o tratamento o mais breve possível com sessões diárias muito próximas, ou se possível todos os dias. Se obter a informação for impossível (paciente comatoso), então é necessário confiar apenas em sua sensibilidade tátil que detectará pequenas zonas endurecidas ou depressões nos pontos a serem puntuados. Isso obviamente requer algum treinamento e experiencia prática.
- No caso da doença de Parkinson, a punção será bilateral.
- No caso de esclerose múltipla, a punção será quase sempre feita na zona craniana **Yang**, nos pontos localizados na **área posterior**.

- No caso de patologia muito crônica ou resistente ao tratamento, é necessário saber utilizar adicionalmente os pontos cerebrais de outra zona de projeção, ou seja, a somatotopia suprapúbica. Estudaremos isso com as chamadas somatotopias "complementares" ou "novas".
- Por fim, há que saber pensar esses pontos (e senti-los) perante qualquer patologia crônica, situação em que muitas vezes se revelam reativos. Nesse caso, o seu agulhamento pode trazer uma melhora surpreendente da sintomatologia.

PONTO EXTRA DO CÉREBRO

O ponto extra do Cérebro, recentemente descrito, está localizado na linha média, cerca de 5,0 cm abaixo da linha de implantação do cabelo, entre o ponto sensorial do Nariz e da Boca. Ele é indicado para intensificar a ação dos pontos cerebrais (Figura 5).

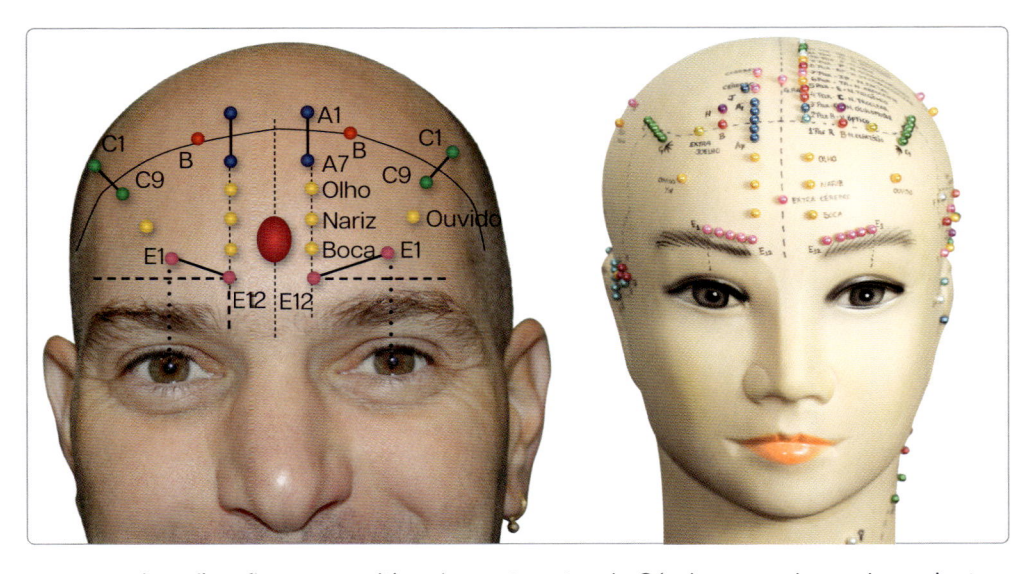

FIGURA 5 Localização esquemática do ponto extra do Cérebro na cabeça do paciente e no modelo de isopor.

TABELA 1 Descrição dos pontos cerebrais (Cérebro, Cerebelo e Gânglio Basal)

Nome	Localização	Característica	Indicações
Cérebro	1,0 cm acima do ponto A1, em uma mesma linha vertical do ponto A	Ponto único	Tratamento de todas as patologias neurológicas, tanto motoras como sensitivas
Cerebelo	1,0 cm acima do ponto do Cérebro, em uma mesma linha vertical do ponto A	Ponto único	Hemiplegia, paraplegia, enxaqueca migranosa, nevralgia do trigêmeo, síndrome de Parkinson, esclerose múltipla, distúrbio endócrino e visual, vertigem, zumbido, afasia
Gânglio basal	Na linha média entre os pontos do Cérebro e Cerebelo	Ponto único	Demência, doença de Alzheimer, epilepsia, insônia, depressão, distúrbios psicológicos, dores crônicas de longa duração

Palpação na mão – IG4 (*Hegu*)

O ponto IG4 (*Hegu*) está localizado no dorso da mão, entre o primeiro e segundo metacarpo, no ponto médio do segundo osso metacarpo e próximo à sua borda radial (Figura 1).

É um ponto muito importante na Acupuntura e o Dr. Yamamoto utiliza a palpação desse ponto para determinar a lateralidade do tratamento. A mão mais sensível determinará o lado em que será feita a pesquisa diagnóstica da palpação do braço e da região cervical e, obviamente, o tratamento vai seguir o mesmo lado.

A palpação deve ser feita bilateralmente e, ao mesmo tempo, tentar usar a mesma pressão nas duas mãos durante a pesquisa. Na prática é muito comum observar maior sensibilidade na mão esquerda do paciente e muitas vezes conseguimos perceber uma mudança da consistência do ponto com uma maior tensão do músculo do lado alterado (Figura 2).

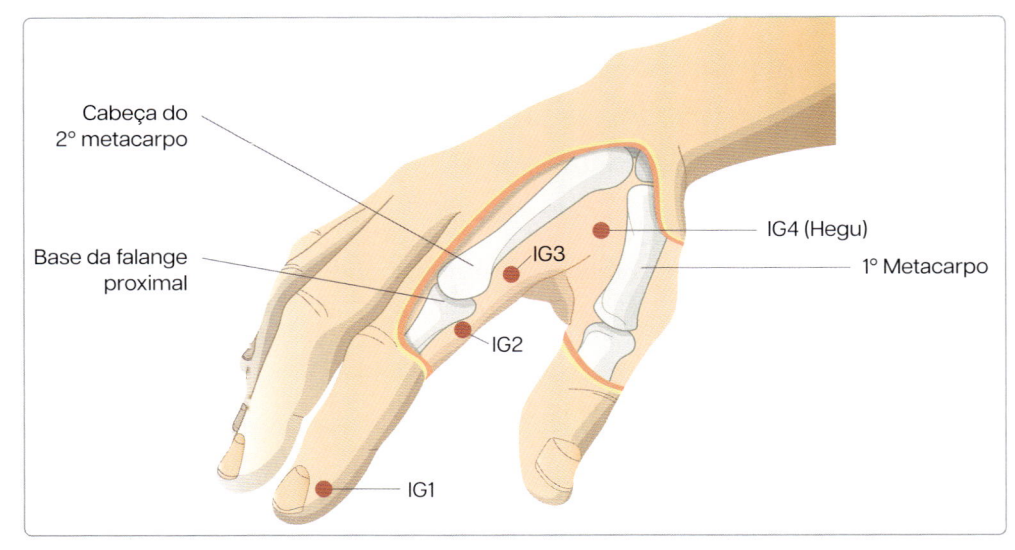

Cabeça do 2° metacarpo

Base da falange proximal

IG4 (Hegu)

1° Metacarpo

IG3

IG2

IG1

FIGURA 1 Desenho i ustrativo da localização do ponto IG4 (*Hegu*).

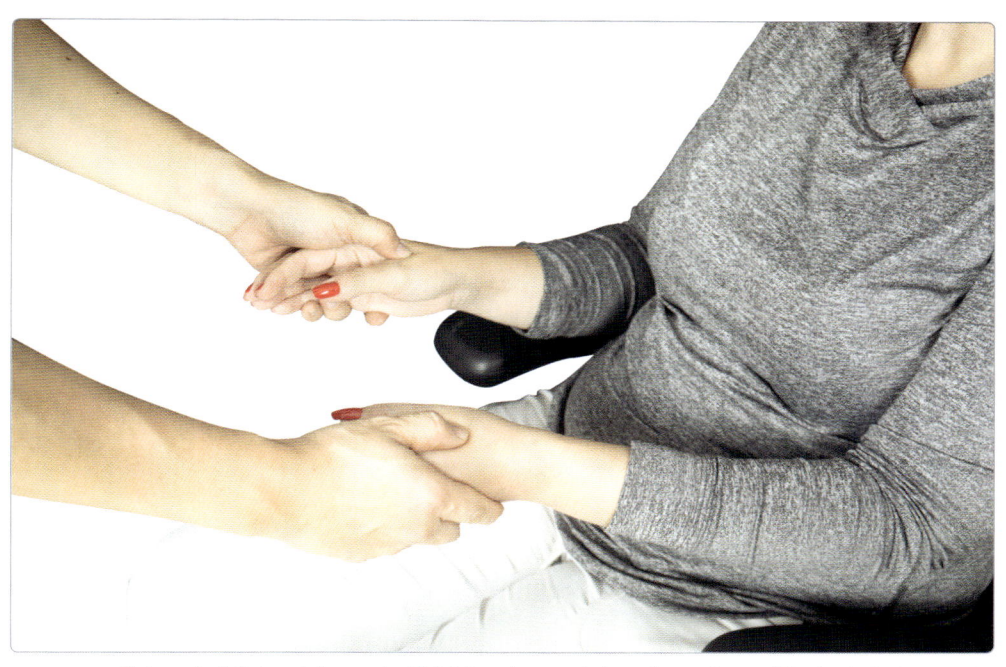

FIGURA 2 Palpação bilateral do ponto IG4 (*Hegu*) para determinar a lateralidade do tratamento.

Uma outra observação que pode ser realizada é verificar a coloração das palmas da mão do paciente. Normalmente, o lado alterado tem a palma da mão com cor mais pálida.

O lado que estiver mais sensível e/ou com a cor da palma da mão mais pálida, não importa qual seja a queixa do paciente, é sempre tratado primeiro.

Após a aplicação das agulhas, é importante repetir essa pesquisa do IG4 (*Hegu*), pois, se o tratamento estiver correto, a sensibilidade da mão melhora e a consistência do músculo e a coloração da palma da mão se igualam.

Se a dor persistir no ponto IG4 (*Hegu*) ou a outra mão ficar sensível, é importante repetir a palpação diagnóstica do braço e na cervical, identificar os pontos sensíveis no diagnóstico e completar o tratamento. Isso deve ser realizado até que melhore por completo a sensibilidade da mão.

Durante o tratamento com sessões de Acupuntura utilizando a técnica YNSA é importante sempre iniciar verificando a sensibilidade da palpação do IG4 (*Hegu*). Na prática, é possível observar que essa sensibilidade vai diminuindo a cada início de sessão, assim como os sintomas clínicos referidos inicialmente pelo paciente vão melhorando gradativamente.

Se essa melhora não estiver ocorrendo, é importante rever o diagnóstico nosológico inicial e checar se o tratamento e/ou a maneira de agulhar estão corretos.

8

Somatotopia do IG4 (*Hegu*)

O Dr. Yamamoto descreveu uma nova somatotopia do IG4 (*Hegu*) que é utilizada para o diagnóstico de cinco áreas do corpo: cabeça (que inclui os pontos cerebrais), cervical, torácica, lombar e pés (Figura 1).

A palpação deve ser realizada sob o 2º metacarpo na face radial. A região da cabeça está localizada mais proximal (na base do metacarpo) e a região dos pés está mais distal desse osso (cabeça do metacarpo).

É uma pesquisa simples na qual é preciso deslizar o dedo e dividir o metacarpo em cinco partes. As regiões sensíveis são tratadas utilizando os pontos cerebrais e básicos correspondentes da YNSA.

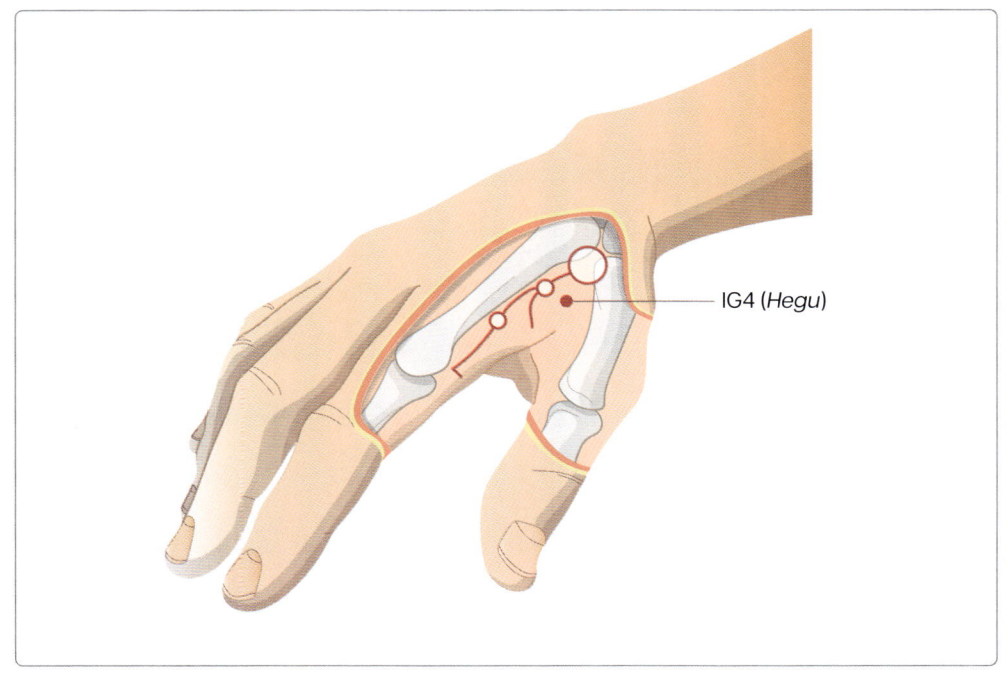

FIGURA 1 Nova somatotopia do ponto IG4 (*Hegu*).

- Para tratar a área 1 (cabeça), agulhar o ponto do Cérebro ou ponto A1.
- Para tratar a área 2 (cervical), estimular os pontos A7 ou B.
- Para tratar a área 3 (torácica), agulhar o ponto E.
- Para tratar a área 4 (lombar), estimular os pontos D, D1 a D6, H ou I.
- Para tratar a área 5 (pés), agulhar com os pontos J ou K.

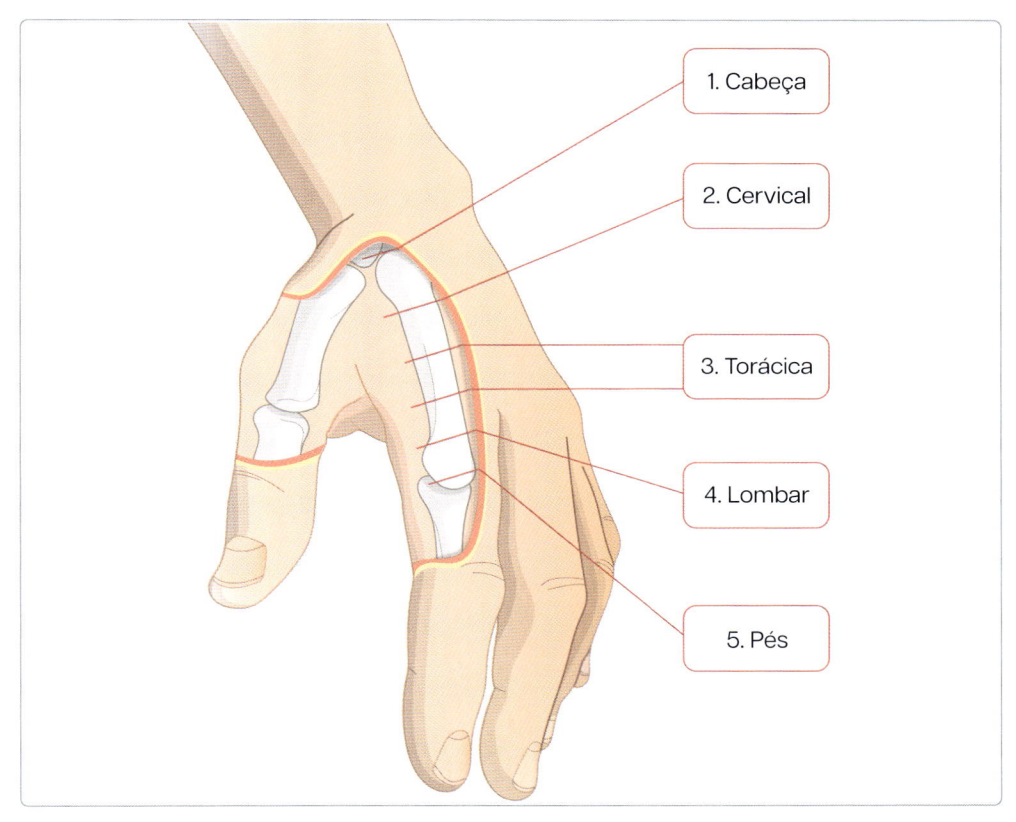

FIGURA 2   Nova somatotopia do ponto IG4 (*Hegu*), divisão de cinco regiões.

Área de diagnóstico do braço

Uma área de palpação diagnóstica no braço foi descrita pelo Dr. Yamamoto para facilitar a investigação de desequilíbrio ou alterações de áreas como região cerebral (cérebro, cerebelo e gânglios da base), cervical, torácica e lombar.

Existem seis pontos de palpação diagnóstica localizados na face anterior e na posição supina do braço (Figuras 1 e 2) e um no lado posterior (Figura 3).

A região cerebral está localizada na face anterior do braço, 3,0 Tsun acima da prega do cotovelo. Temos em uma mesma horizontal:

- Na borda radial do músculo bíceps braquial, o ponto Cerebelo.
- No meio do músculo, o ponto Gânglio Basal.
- Na borda ulnar do músculo bíceps braquial, o ponto Cérebro.
- Na prega do cotovelo temos:
- Na região lateral da prega do cotovelo, próximo ao epicôndilo radial, no músculo braquiorradial, ao redor do ponto IG11 (*Quchi*), pesquisamos a área cervical.
- No meio da prega do cotovelo, sobre a aponeurose bicipital, correspondendo ao ponto P5 (*Chize*), temos a área torácica.

- Na região medial da prega do cotovelo, próximo ao epicôndilo medial, no pronador redondo, um pouco distal do ponto C3 (*Shaohai*), pesquisamos a área lombar.

No cotovelo, em posição pronada, na região posterior, ligeiramente lateral ao olécrano, temos o ponto denominado Olécrano, que representa o abdome inferior tanto para diagnóstico como para tratamento (Figura 3).

O ponto Olécrano tem indicações para:

- Todos os problemas de abdome inferior, como dor, infecção e cólica.
- Dor lombar.
- Dor na região inguinal.
- Problemas de próstata.

Inicialmente, esses pontos foram utilizados apenas para fins de diagnóstico, porque ficam reativos e dolorosos em caso de patologia do segmento representado. Por exemplo, se a área do cérebro estiver positiva e dolorosa na palpação diagnóstica do braço, ao tratar o ponto Cérebro na região cerebral da cranioacupuntura – se o ponto for agulhado corre-

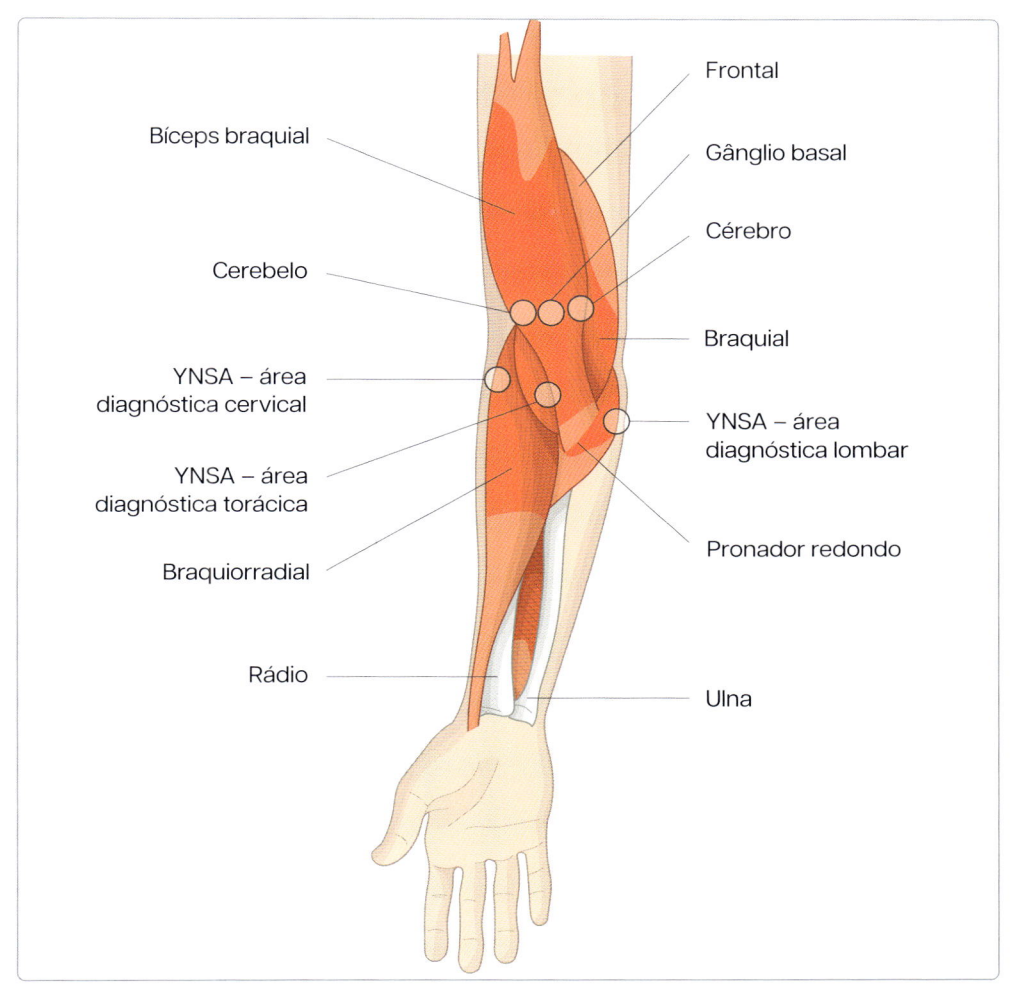

Bíceps braquial

Cerebelo

YNSA – área
diagnóstica cervical

YNSA – área
diagnóstica torácica

Braquiorradial

Rádio

Frontal

Gânglio basal

Cérebro

Braquial

YNSA – área
diagnóstica lombar

Pronador redondo

Ulna

FIGURA 1 Área diagnóstica do braço.

tamente –, ao reexaminar o ponto Cérebro, a sensibilidade e a dor desaparecem instantaneamente. Esse mesmo efeito também acontece ao utilizar a área diagnóstico da cervical e/ou abdominal.

Portanto, para cada área sensível na palpação diagnóstica do braço, existe um ponto para tratamento.

- Se área do cerebelo estiver sensível, tratar com o ponto Cerebelo.

- Se área do gânglio basal estiver alterada, tratar com o ponto do Gânglio Basal.
- Se área cervical estiver dolorosa, tratar com o ponto básico A7.
- Na área torácica, tratar com o ponto Básico E (palpar toda a linha do ponto Básico E e agulhar o ponto mais sensível).
- A área Lombar, tratar com o ponto básico D.

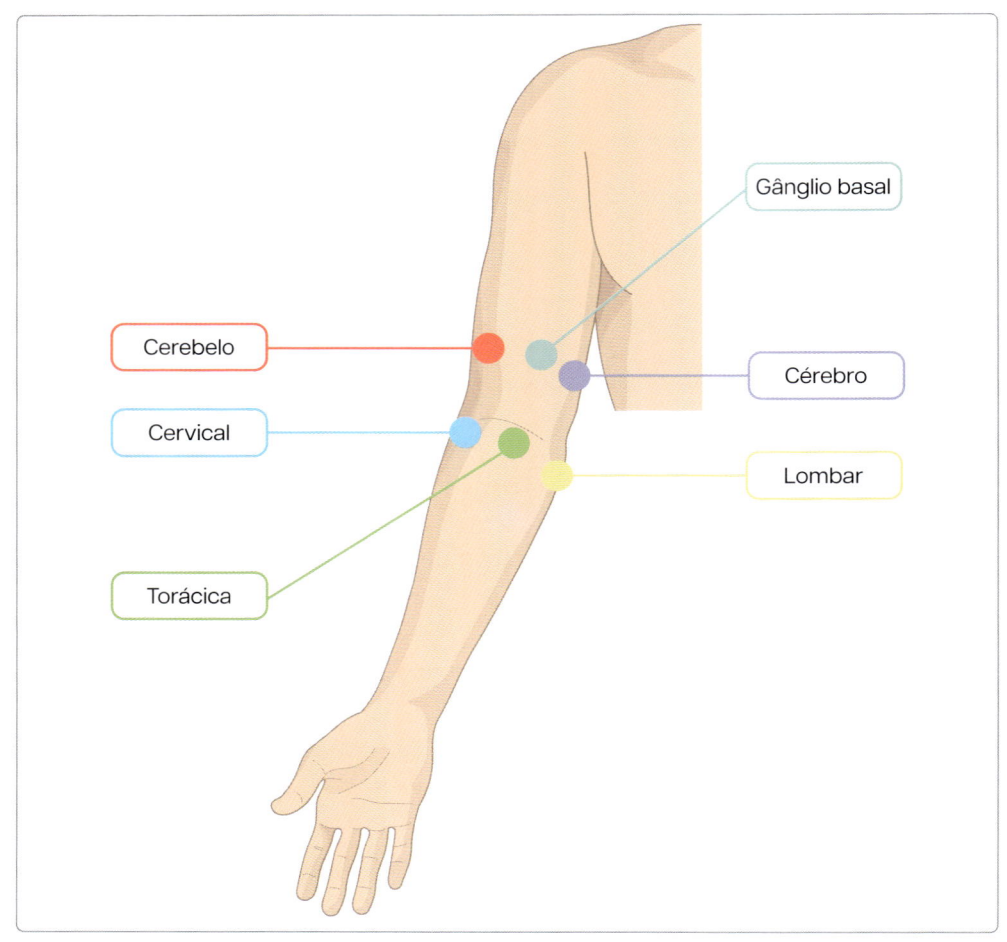

FIGURA 2   Área diagnóstica do braço, região anterior: pontos cerebrais, Cervical, Torácica e Lombar.

O Dr. Yamamoto percebeu que a punção desses pontos também permite o tratamento da sintomatologia de suas áreas relacionadas. Para ser eficaz, a punção desses pontos deve ser prolongada, daí a indicação do uso da agulha semipermanente.

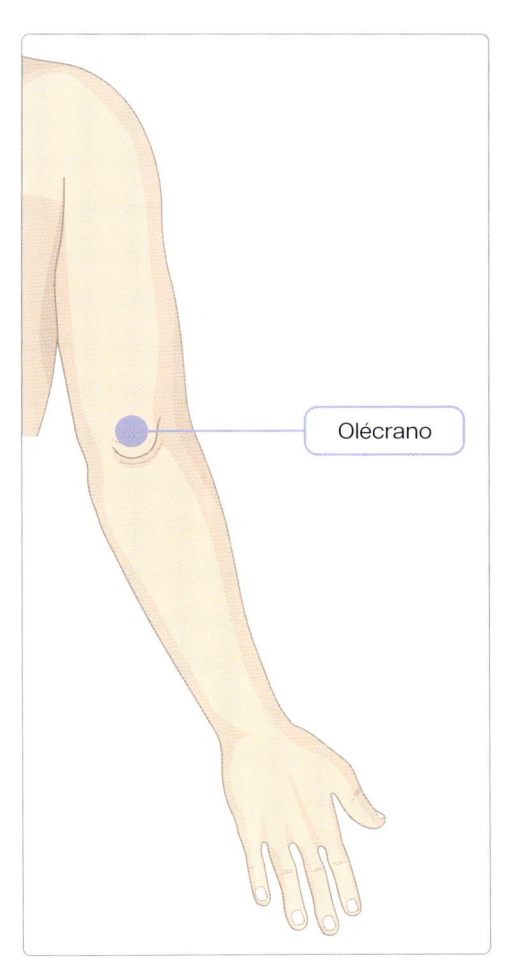

Olécrano

FIGURA 3   Área diagnóstica do braço, região posterior: ponto Olécrano.

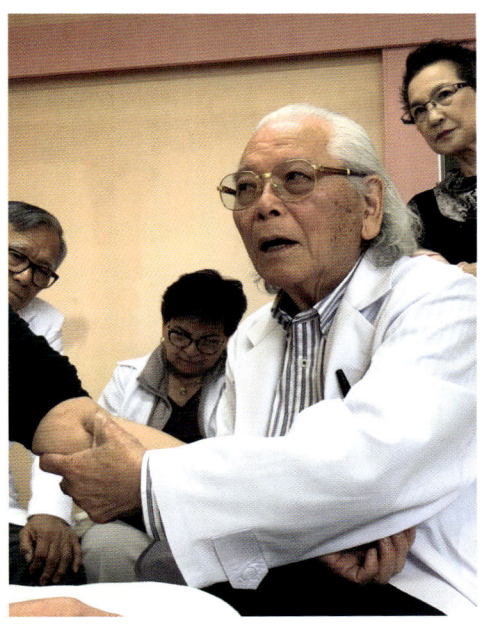

FIGURA 4   Dr. Yamamoto realizando a palpação diagnóstica do braço.

10

Pontos Y (Yamamoto)

Existem 12 pontos Y bilaterais que representam os órgãos internos em uma área comparativamente pequena sobre o osso temporal.

Esses pontos têm, como todos os vistos anteriormente, uma localização cranial Yin e outra Yang. Aqui, também, os pontos da zona Yin são usados com mais frequência; os pontos da zona Yang são usados adicionalmente em certos casos crônicos e/ou resistentes ao tratamento.

Os 12 pontos Y correspondem aos órgãos (*Zang Fu*) e aos meridianos da Medicina Tradicional Chinesa (MTC). Sua implementação requer, portanto, o domínio de suas regras de diagnóstico através da palpação abdominal ou cervical e/ou informações obtidas pela anamnese.

Os pontos Y são pequenos em tamanho e estão reunidos em uma zona estreita delimitada na frente pela borda temporal do couro cabeludo, atrás por uma linha vertical que passa pela ponta do pavilhão auricular, abaixo pela borda superior do arco zigomático e acima por uma linha ligeiramente oblíqua atrás e abaixo, passando 2 cm acima da ponta da orelha.

Na zona Yang occipital, esses pontos encontram-se espelhados em relação à zona Yin, a partir de uma vertical passando pela ponta da orelha, com exceção dos pontos Rim e Bexiga, que estão deslocados para baixo.

A divisão dos pontos Y Yin e Yang é realizada pela linha coronal que passa verticalmente pelo ponto mais alto do lóbulo da orelha. Os pontos Y (Yang) são ligeiramente inferiores aos pontos Y (Yin).

Os pontos Y não estão presentes apenas em Yin e Yang, mas também refletidos para cima como Yin fraco e Yang fraco. Portanto, no lobo parietal existem quatro conjuntos de pontos Y bilaterais: Yin fraco, Yin forte (região anterior), Yang fraco e Yang forte (região posterior).

Cada parte possui 12 pontos (Figura 1) que representam os órgãos internos e suas alterações (Zang Fu) e cada ponto apresenta alta concentração de energia do meridiano correspondente.

O ponto Y do Coração está no centro desses quatro quadrantes. Em 90% dos casos é utilizada a parte do Yin forte para o tratamento.

Os 12 pontos Y correspondem aos órgãos, bem como aos meridianos da MTC. Portanto, são indicados para o tratamento de desequilíbrio dos órgãos internos, distúrbios psicossomáticos e psíquicos, bem como alterações da camada externa (sistema musculoesquelético) relacionadas a um bloqueio energético de um meridiano ou órgão.

Uma síndrome de dor crônica afetando uma região determinada ou que segue o trajeto de um meridiano principal, ou mesmo acompanhada por fadiga ou estresse, muitas vezes reagirá melhor ao uso dos pontos Y do que aos pontos básicos.

Nesse tipo de situação clínica, geralmente lidamos primeiro com os pontos básicos. Se eles não derem resultados satisfatórios (sabendo que o paciente deve sentir, desde a primeira sessão, pelo menos um início de melhora), o diagnóstico cervical permitirá escolher um ou mais pontos Y, usados isoladamente ou associados aos pontos anteriores. Portanto, é impossível usar efetivamente esses pontos sem ter um conhecimento muito bom das regras de diagnóstico da MTC.

A MTC e a YNSA complementam-se perfeitamente, tanto em nível diagnóstico como em nível terapêutico.

De acordo com a sintomatologia do paciente e de acordo com o trajeto do meridiano principal comprometido, aplica-se o ponto Y correspondente para a melhora do quadro clínico.

Esses pontos Y também podem ser utilizados para tratar dores com distribuição neuronal imprecisa relacionadas a estresse ou queixas de natureza psicossomática.

Às vezes, quando o tratamento de um paciente utilizando pontos básicos não teve o sucesso esperado, supõe-se que a raiz do problema seja mais profunda. Então é indicado utilizar os pontos Ypsilon. Isso ocorre frequentemente em pacientes com fibromialgia, hemiplegias ou paraplegias.

INDICAÇÕES

As indicações incluem disfunções de quaisquer órgãos internos e todas as indicações que se aplicam a pontos básicos, pontos sensoriais e pontos cerebrais.

As possibilidades de tratamento são quase ilimitadas para quaisquer condições

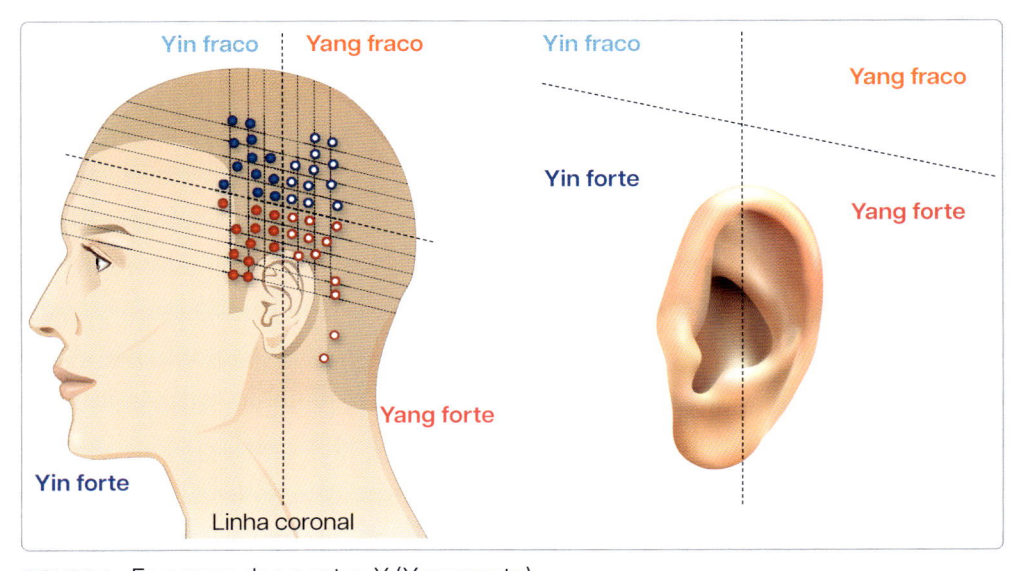

FIGURA 1 Esquema dos pontos Y (Yamamoto).

reversíveis. É importante que cada ponto seja tratado de acordo com os achados da área de diagnóstico Y positiva.

Alguns exemplos são:

- Cefaleia, enxaqueca, neuralgias do trigêmeo e paralisias faciais.
- Disfunções relacionadas a todos os órgãos internos.
- Disfunções renais, cálculos renais, poliúria, retenção urinária, hipertrofia da próstata etc.
- Distúrbios de ordem psíquica, motora ou funcional.
- Distúrbios cerebrais como hemiplegia, paralisia, paralisia cerebral e esclerose múltipla.
- Dores no peito, dispneia, hiperventilação, asma, bronquite, angina de peito, arritmia cardíaca, taquicardia etc.
- Hepatite, pancreatite, diabetes, colecistite e colelitíase.
- Irregularidades intestinais, como diarreia, doença de Crohn, constipação, úlcera péptica, diverticulite, hérnia de hiato etc.
- Muitos tipos de distúrbios cinéticos como dores cervicais, torácicas, lombares, coccígeas de várias origens, osteoporose etc.

Se a queixa do paciente estiver na parte inferior do corpo, pesquisa-se o ponto de diagnóstico do Rim na palpação diagnóstica cervical bilateralmente; o lado mais sensível será tratado primeiro. Isso se aplica também ao tratamento da hemiplegia, desconsiderando o lado do derrame.

Após o tratamento dos pontos Y iniciais, os pontos de diagnóstico podem mudar para o outro lado. Nesse caso, o outro lado também deverá será tratado.

A pesquisa dos pontos mais sensíveis na palpação diagnóstica dos pontos na região cervical e/ou abdominal mostrará quais órgãos estão desequilibrados e indicará a escolha correta dos pontos Y a serem tratados.

O sucesso terapêutico na utilização dos pontos Y depende do diagnóstico realizado com a palpação abdominal e/ou cervical ou pelo método tradicional clássico obtido através da anamnese da MTC, palpação diagnóstica do pulso e inspeção da língua que vão determinar o padrão de desarmonia do *Zang Fu* a ser tratado.

Quando a escolha e a aplicação da agulha no ponto Y forem corretas, instantaneamente a sensação de dor ou a alteração da consistência do ponto palpado na cervical ou no abdomen desaparece.

Isso pode ser checado para cada agulha inserida. Se a posição não estiver correta, o tratamento será insatisfatório. Então é importante verificar o posicionamento da agulha. Não é necessário retirar a agulha completamente, apenas um pequeno movimento da agulha ainda *in situ* fará toda a diferença.

Esses pontos são indicados para o tratamento de distúrbios internos profundamente enraizados, desequilíbrios psíquicos ou somáticos, dores relacionadas a estresse ou a distribuições anatômicas e neurológica imprecisas.

Os pontos de Yamamoto Yin localizam-se, bilateralmente, sobre o músculo temporal. Na Figura 2, os pontos dos órgãos internos estão distribuídos no quadrante Yin forte, essa área que é mais utilizada no tratamento dos pontos Y.

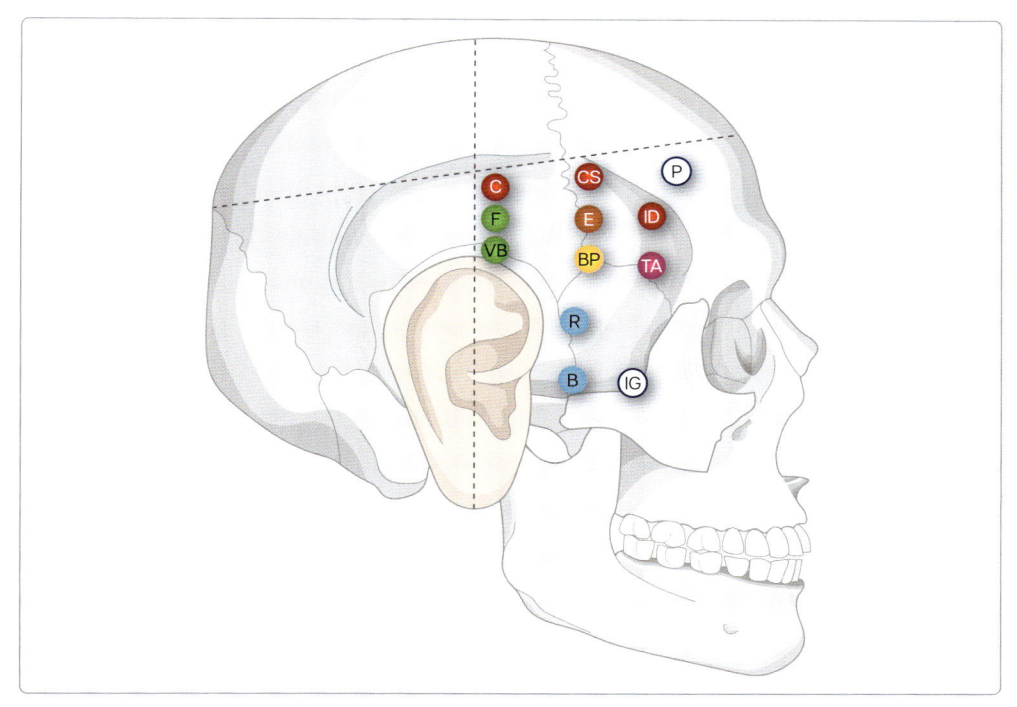

FIGURA 2 Esquema pontos Y (Yamamoto).

LOCALIZAÇÃO DOS PONTOS Y (YAMAMOTO)

Os pontos Ypsilon, didaticamente, serão descritos em três linhas verticais. Na primeira linha temos os pontos VB, F e C; na segunda linha, B, R, BP, E e CS; e a terceira linha é composta por IG, TA, ID e P (Figuras 3, 5 e 6).

Segue a descrição desses pontos:

- **Ponto da Vesícula Biliar**: logo à frente da implantação anterossuperior da orelha, onde a haste dos óculos passa próximo da parte superior da orelha. Na mesma horizontal do Triplo Aquecedor e do Baço-Pâncreas.
- **Ponto do Fígado**: cerca de 1,0 a 2,0 cm acima da implantação superior da orelha (acima do ponto da VB).
- **Ponto do Coração**: situado 1,0 cm acima do ponto do Fígado.

- **Ponto da Bexiga**: o mais caudal-posterior, diretamente sobre o malar, na metade da distância entre o começo da orelha e os limites temporais de implantação dos cabelos. Está um pouco acima e na frente dos trágus da orelha.
- **Ponto do Rim**: logo acima, 1,0 a 2,0 cm do ponto da Bexiga. Localizado atrás do ponto D e na frente da parte inferior dos pontos lombares D1-D6. O ponto Rim **Yang** pode frequentemente ser encontrado na forma de um pequeno nódulo doloroso à palpação e localizado logo abaixo do osso mastoide, coincidindo com o ponto G3 (Figuras 3, 5 e 6).
- **Ponto do Baço-Pâncreas**: logo acima, 1,0 a 2,0 cm do ponto do Rim, na frente da VB e atrás do Triplo Aquecedor (na mesma horizontal deles).
- **Ponto do Estômago**: logo acima do BP e na frente do F, na mesma horizon-

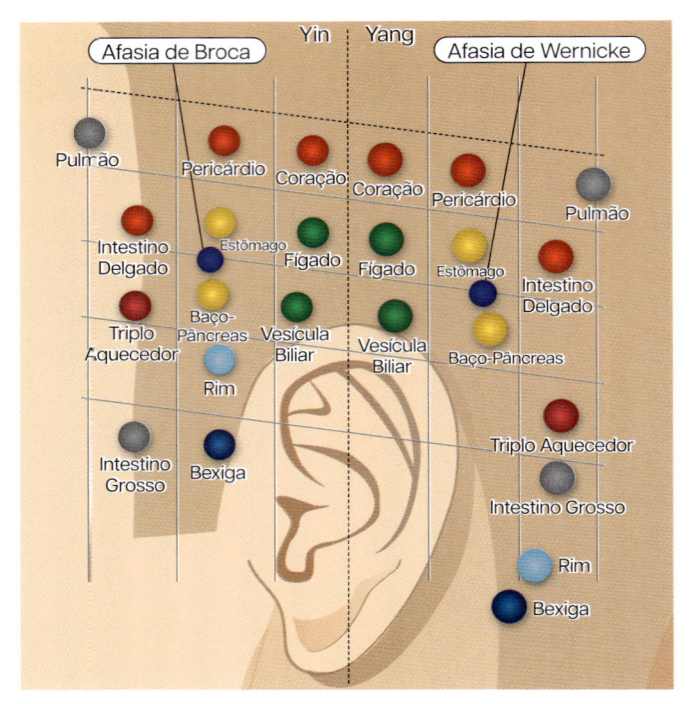

FIGURA 3 Esquema dos pontos Y (Yamamoto) e pontos de afasia (Broca e Wernicke).

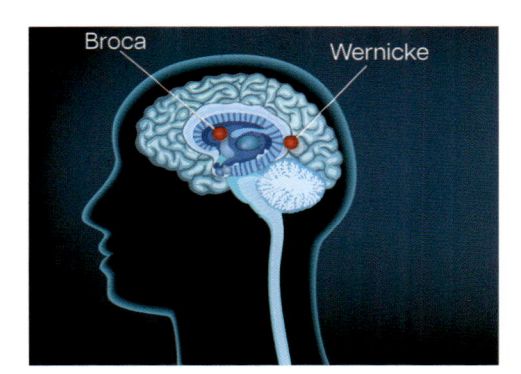

FIGURA 4 Localização cerebral dos pontos de afasia (Broca e Wernicke).

tal do Intestino Delgado, ligeiramente atrás da vertical formada pela Bexiga, Rim e Baço-Pâncreas.

- Ponto de Circulação Sexo (Pericárdio): logo acima do E, na mesma horizontal do C e P, ligeiramente atrás da vertical do Estômago.

- Ponto do Intestino Grosso: na mesma horizontal da Bexiga, mas na linha de implantação dos cabelos.
- Ponto do Triplo Aquecedor: cranialmente ao IG (na vertical) e na frente do BP. No ângulo formado pela linha de implantação do cabelo na sua lateral.
- Ponto do Intestino Delgado: cranialmente ao TA (na vertical, consequentemente com o TA e IG formando uma reta).
- Ponto do Pulmão: logo acima do TA e na mesma horizontal do Coração e Pericárdio, levemente para frente da vertical do IG, TA e ID.
- Pontos Especiais: entre os pontos do E e do BP encontra-se o ponto da afasia de Broca (na área **Yin**) e na região **Yang**, entre o E e BP, temos o ponto de afasia de Wernike (Figuras 3, 4, 5, 6).

TABELA 1   Descrição dos pontos Y (Yamamoto)

Nome	Localização	Característica	Nomenclatura	Correspondência
Vesícula Biliar	Logo à frente da implantação anterossuperior da orelha	Ponto único, localizado na mesma horizontal do TA e BP	VB	Vesícula Biliar
Fígado	Em uma vertical e a 1,0 cm acima do ponto VB	Ponto único	F	Fígado
Coração	Situado 1 cm acima do ponto Fígado em uma mesma vertical	Ponto único	C	Coração
Bexiga	O mais caudal-posterior, diretamente sobre o malar, na metade da distância entre orelha e os limites temporais de implantação dos cabelos	Ponto único	B	Bexiga
Rim	0,5 a 1,0 cm acima do ponto da Bexiga	Ponto único	R	Rim
Baço-Pâncreas	0,5 a 1,0 cm acima do ponto do Rim	Ponto único, localizado na mesma horizontal do TA e VB	BP	Baço-Pâncreas
Estômago	0,5 a 1,0 cm acima do ponto do BP e na frente do F	Ponto único, localizado na mesma horizontal do F e ID	E	Estômago
Pericárdio ou Circulação Sexo	0,5 a 1,0 cm acima do ponto do E	Ponto único, localizado na mesma horizontal do C e P	P ou CS	Pericárdio
Intestino Grosso	Na mesma horizontal da Bexiga, mas na linha de implantação dos cabelos	Ponto único	IG	Intestino Grosso
Triplo Aquecedor	0,5 a 1,0 cm acima do ponto do IG e na frente do BP. No ângulo formado pela linha de implantação do cabelo na sua lateral	Ponto único	TA	Triplo Aquecedor

(continua)

TABELA 1   Descrição dos pontos Y (Yamamoto) *(continuação)*

Nome	Localização	Característica	Nomenclatura	Correspondência
Intestino Delgado	0,5 a 1,0 cm acima do ponto do TA	Ponto único. localizado na mesma vertical do TA e IG	ID	Intestino Delgado
Pulmão	0,5 a 1,0 cm acima do ponto do ID	Ponto único. localizado um pouco à frente da vertical formada pelos pontos IG, TA e ID	P	Pulmão
Afasia motora (Broca)	Entre os pontos do E e do BP na área **Yin** (anterior)	Ponto único	AM	Afasia motora
Afasia sensitiva (Wernicke)	Entre os pontos do E e do BP na área **Yang** (posterior)	Ponto único	AS	Afasia sensitiva

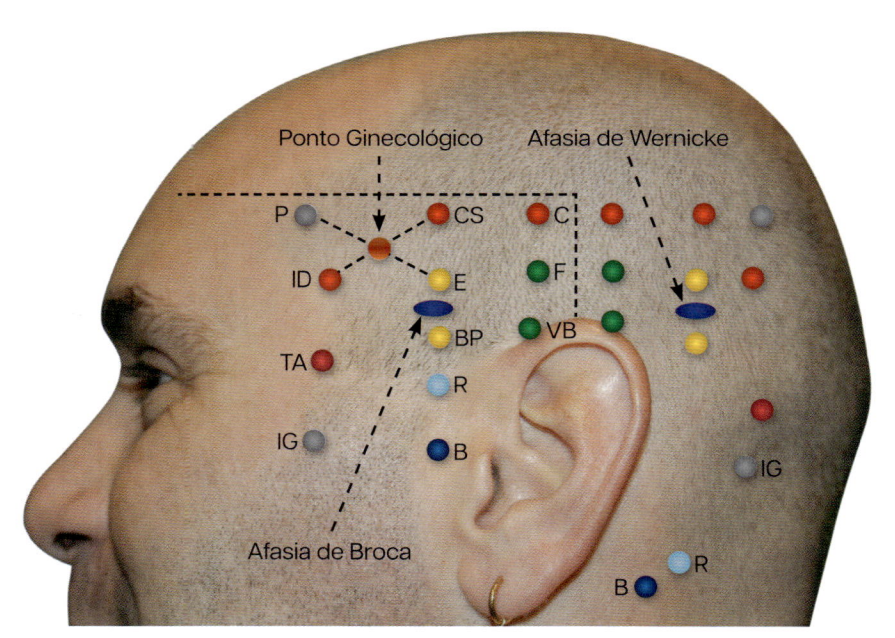

FIGURA 5   Localização esquemática do ponto Y (Yamamoto) na cabeça do paciente.

- **Ponto Ginecológico**: localizado na intersecção de duas linhas. A primeira linha que vai do ponto do Pulmão ao do Estômago, e a segunda linha que liga o ponto do Pericárdio ou CS e o do Intestino Delgado. Esse ponto Ginecológico é indicado para o tratamento de fogachos (Figura 5).

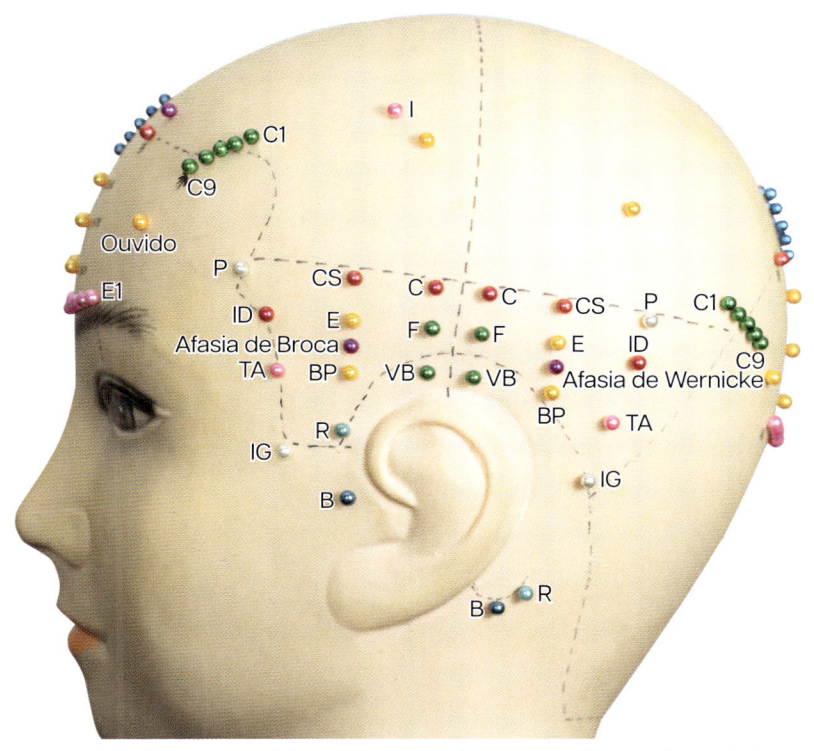

FIGURA 6   Localização esquemática do ponto Y (Yamamoto) na cabeça de isopor.

AFASIA DE BROCA

É caracterizada pela emissão de fala não fluente, mal articulada e agramatical (tanto o discurso espontâneo quanto a repetição), com uma compreensão de palavras relativamente preservada.

O indivíduo compreende o que fala, mas não consegue falar e se expressar. A lesão se localiza na região frontal. **Afasia motora ou de expressão** (Figura 4).

AFASIA DE WERNICKE

Conhecida por afasia fluente, sensorial ou receptiva, caracteriza-se por uma alteração da comunicação verbal devido a uma lesão cerebral na área de Wernicke, localizada na região posterior e superior da face externa do lobo temporal do hemisfério esquerdo, responsável pela compreensão da linguagem falada.

Este tipo de afasia é o mais comum e caracteriza-se pela manifestação de sintomas como realização de um discurso fluente, mas confuso e sem sentido, com palavras trocadas ou inventadas, incapacidade para perceber o discurso de outras pessoas ou para detectar erros no seu próprio discurso (Figura 4).

O paciente fala muito, mas sem coordenação. **Afasia sensitiva ou de compreensão.**

11

Diagnóstico abdominal

O diagnóstico abdominal é utilizado há muito tempo na Medicina Tradicional Chinesa com a palpação dos pontos *Mo* (alarme) e no Japão é conhecido como *Hara* diagnóstico (*Hara* = barriga).

As zonas de diagnóstico da palpação abdominal descrita na YNSA são modificadas e novas áreas são adicionadas especialmente para o uso com os pontos YNSA.

Existem 12 zonas/áreas de pesquisa na região abdominal, uma para cada um dos doze pontos Y ou pontos dos pares cranianos. Há também os pontos que representam a área cerebral (cérebro, cerebelo e gânglios da base).

A maneira de pesquisar qual órgão está comprometido se dá com a palpação do ponto sensível. No local que tiver uma alteração da estrutura haverá uma estagnação de energia, portanto, na palpação a região alterada muda sua consistência e fica dolorosa à palpação.

O abdome é capaz de mostrar áreas ou zonas onde se projetam os órgãos internos (*Zang Fu*) (Figuras 1 e 2). Essas zonas são funcionais e, em sua maioria, não apresentam relação anatômica direta com os órgãos aos quais se relacionam.

A descrição dos pontos começa na linha mediana e coincide com o Meridiano Vaso Concepção (VC) ou *Ren Mai* (RM) da Acupuntura. No sentido de baixo para cima, temos cinco órgãos internos:

1. Bexiga: está um pouco acima do osso pubiano, corresponde ao ponto VC3 (*Zhongji*).
2. Triplo Aquecedor: está localizado logo abaixo do umbigo – VC7 (*Yinjiao*).
3. Estômago: está no meio entre o processo xifoide e o umbigo – VC12 (*Zhongwan*).
4. Coração: está logo abaixo do processo xifoide – VC14 (*Juque*).
5. Pericárdio: está um pouco abaixo do ponto do Coração – VC13 (*Shangwan*).

Na mesma horizontal do ponto do Pericárdio, na região do rebordo costal temos:

1. À direita: Vesícula Biliar.
2. À esquerda: Baço-Pâncreas.

Na lateral, um pouco abaixo do ponto do Estômago, temos:

1. À direita: Pulmões.
2. À esquerda: Fígado.

Na lateral, um pouco acima do ponto do Triplo Aquecedor, temos:

1. À direita: Intestino Delgado.
2. À esquerda: Intestino Grosso.

Na lateral, na mesma horizontal do ponto da Bexiga, temos:

1. Bilateralmente: Rins.

A Zona de Diagnóstico Cerebral está bem definida no diagnóstico abdominal. Por baixo da ponta do processo xifoide se palpa o ponto do Gânglio Basal. Em ambos os lados das costelas pode ser palpado o ponto do Cerebelo e logo abaixo, na cavidade entre o processo xifoide e a sétima costela, encontra-se a Zona de Diagnóstico Cerebral.

Existem também algumas áreas de diagnóstico para pontos básicos (região cervical, torácica, lombar, sacro e cóccix) (Figura 2). Essas áreas estão situadas, bilateralmente à linha média, em uma linha vertical que começa logo abaixo do esterno e termina na altura da sínfise púbica.

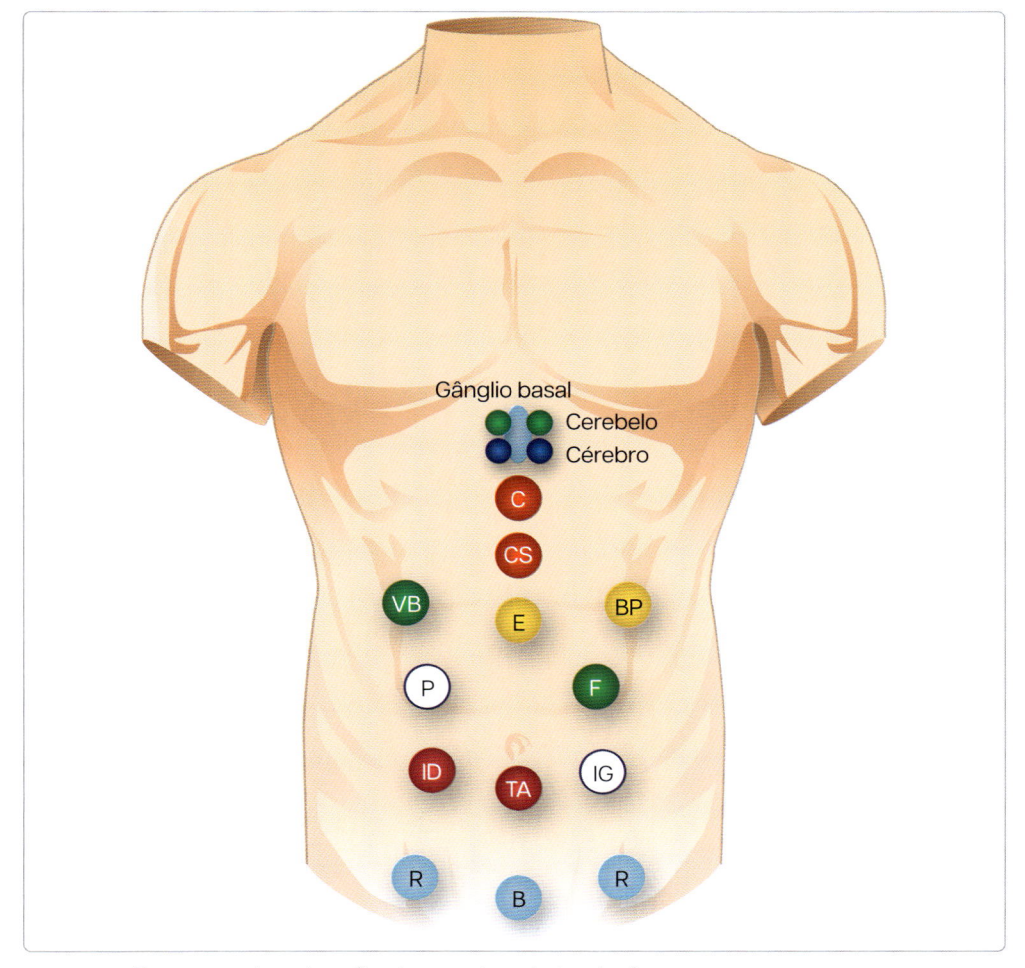

FIGURA 1 Esquema da palpação dos pontos abdominais.

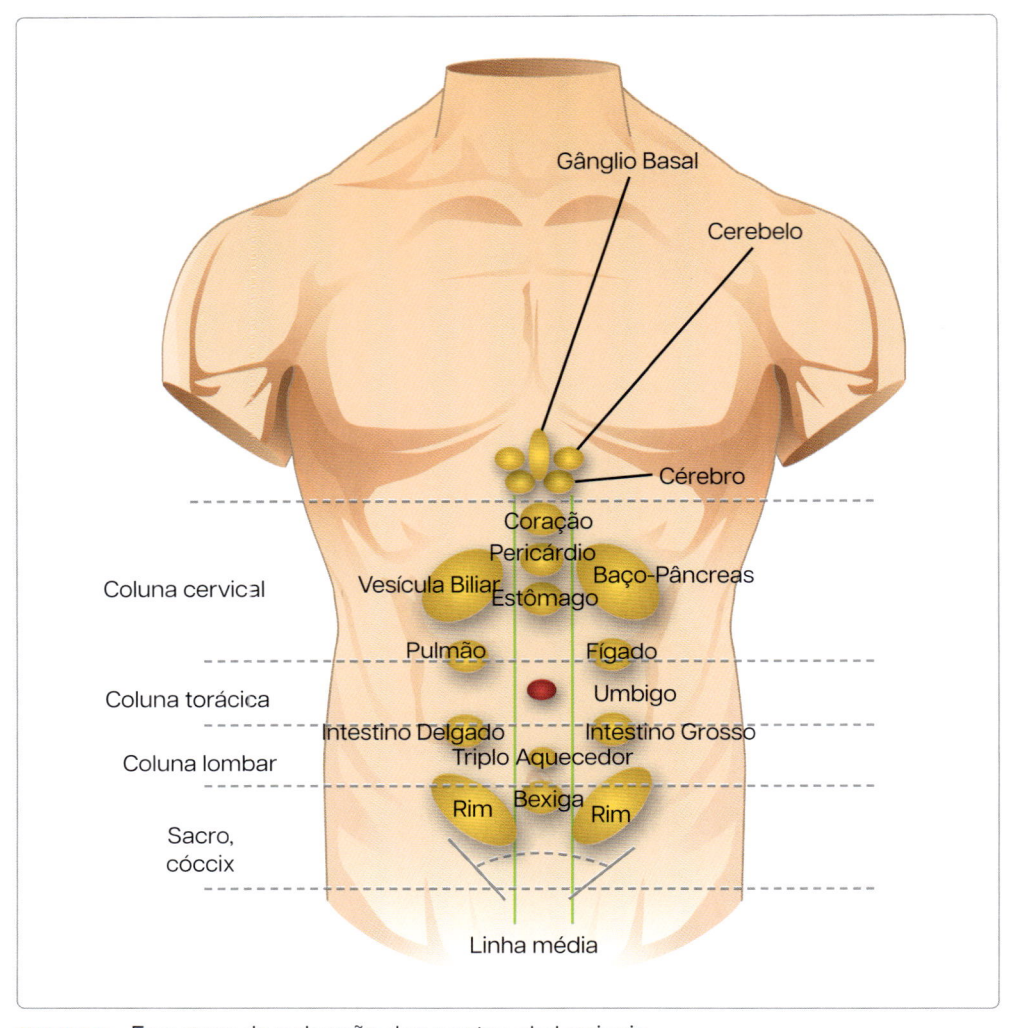

FIGURA 2 Esquema da palpação dos pontos abdominais.

A área de diagnóstico da coluna cervical está descrita na linha vertical que começa no esterno e vai até mais ou menos 2,0 cm acima do umbigo (VC11 – *Jianli*). Desse ponto, passando por um círculo ao redor do umbigo até 1,0 cm abaixo do umbigo (VC7 – *Yinjiao*) está a Zona Diagnóstica Torácica, e finaliza seguindo até a sínfise púbica (VC2 – *Qugu*) com a Zona Diagnóstica Lombar-Sacro-Cóccix.

Para a pesquisa dessa linha que representa a coluna vertebral deve-se utilizar a técnica de palpação conhecida como pinçamento e rolagem da pele. Está positiva quando o paciente referir dor.

O Dr. Yamamoto utilizou por muitos anos a palpação abdominal para identificar qual área cerebral e qual parte da coluna estão comprometidas e deveriam ser tratadas. Depois que descreveu a palpação diagnóstica do braço, acabou substituindo essa palpação abdominal pela palpação do braço, devido à facilidade e praticidade.

Com a evolução do tratamento, caso não haja ponto doloroso na palpação diagnóstica do abdome, deve ser tratado o ponto do Rim (com o ponto Y ou I par craniano – n. olfatório). Na MTC, o Rim é um importante reservatório de energia e está relacionado com a longevidade.

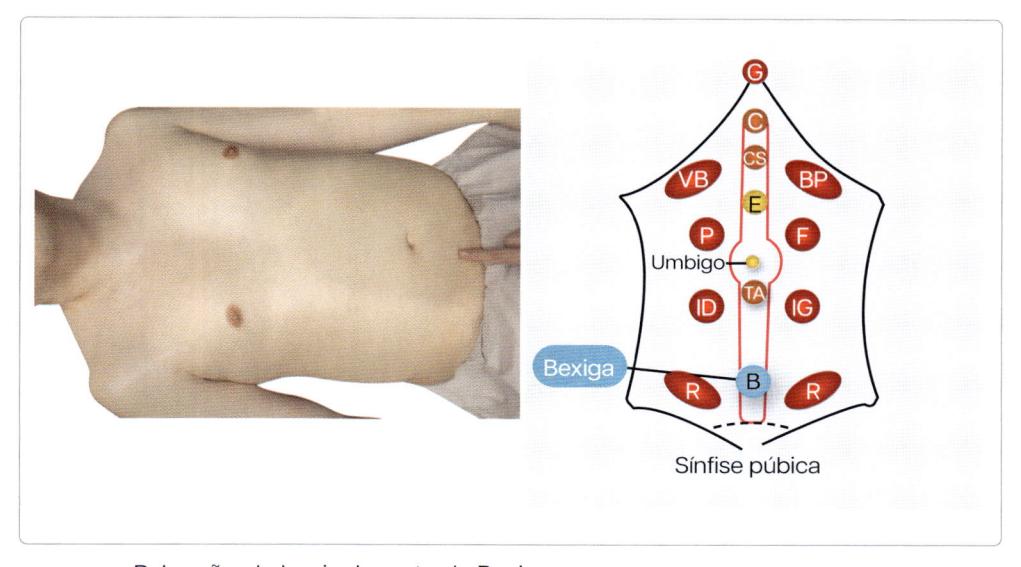

FIGURA 3 Palpação abdominal: ponto da Bexiga.

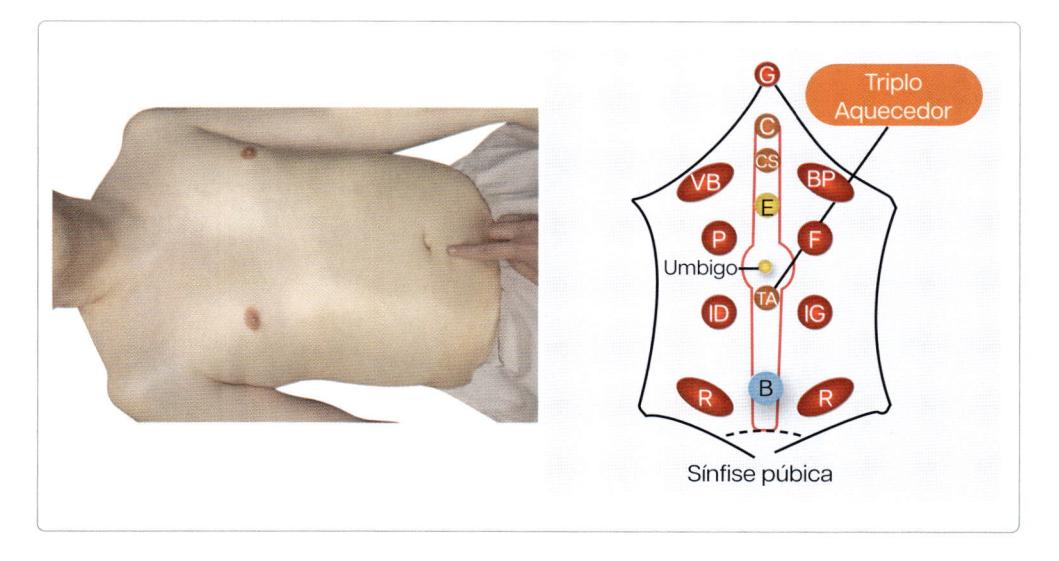

FIGURA 4 Palpação abdominal: ponto do Triplo Aquecedor.

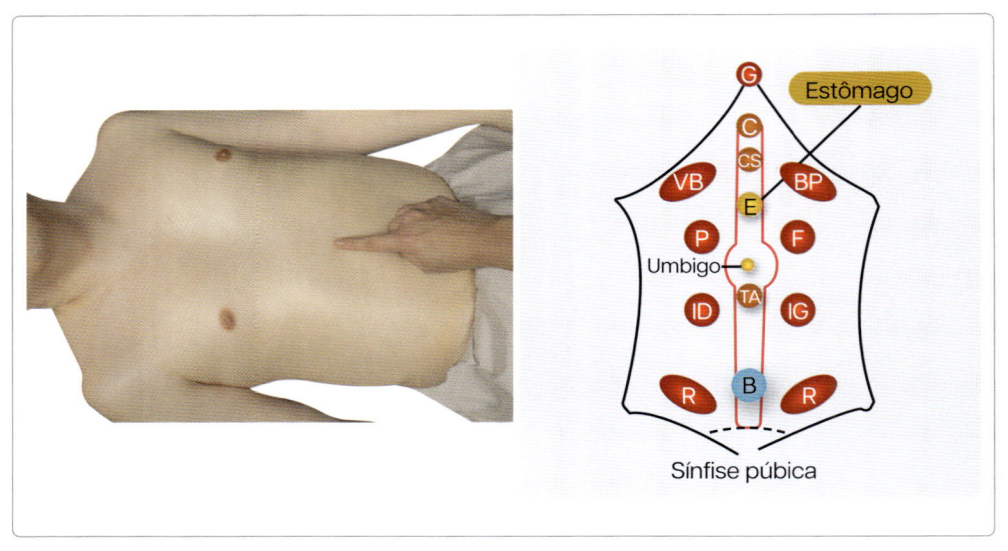

FIGURA 5 Palpação abdominal: ponto do Estômago.

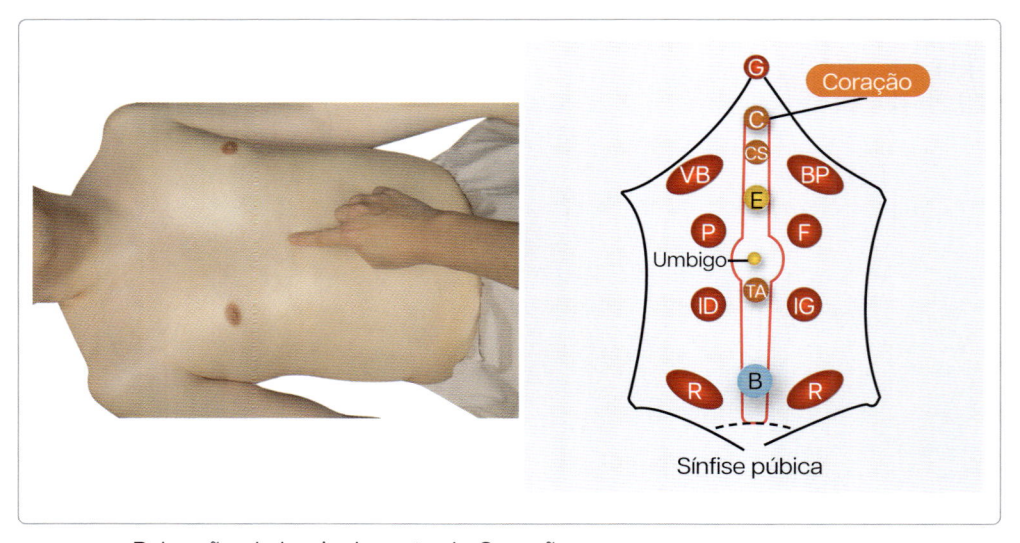

FIGURA 6 Palpação abdominal: ponto do Coração.

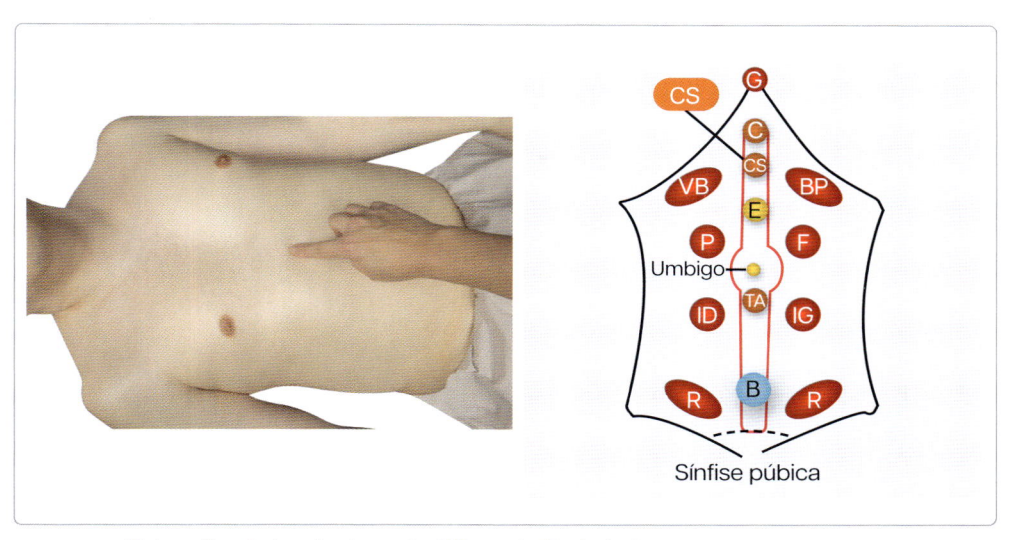

FIGURA 7 Palpação abdominal: ponto CS ou do Pericárdio.

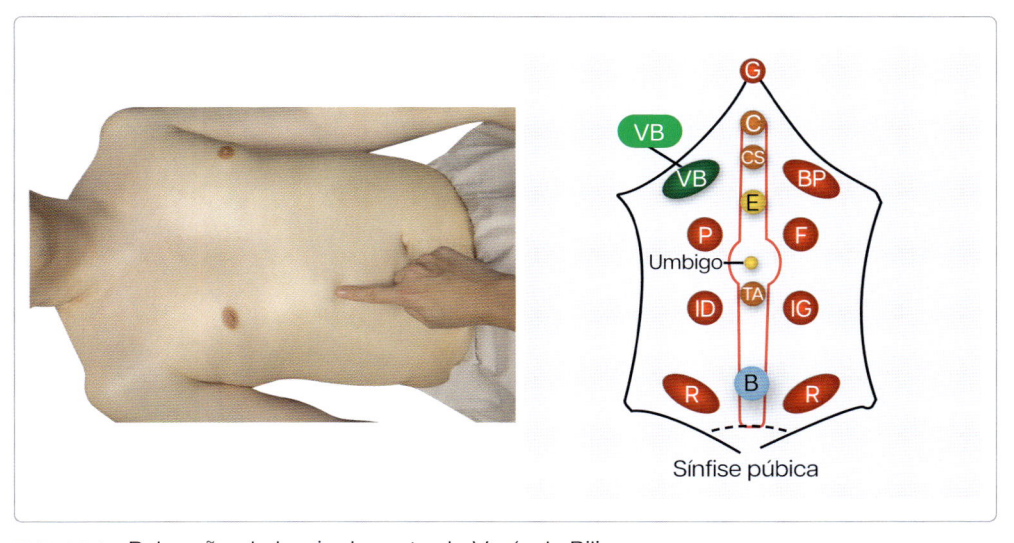

FIGURA 8 Palpação abdominal: ponto da Vesícula Biliar.

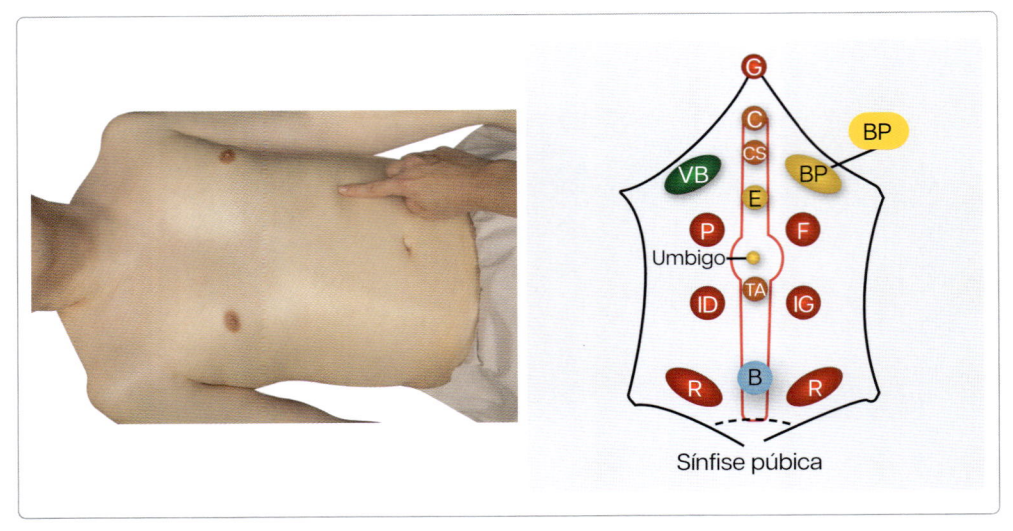

FIGURA 9 Palpação abdominal: ponto do Baço-Pâncreas.

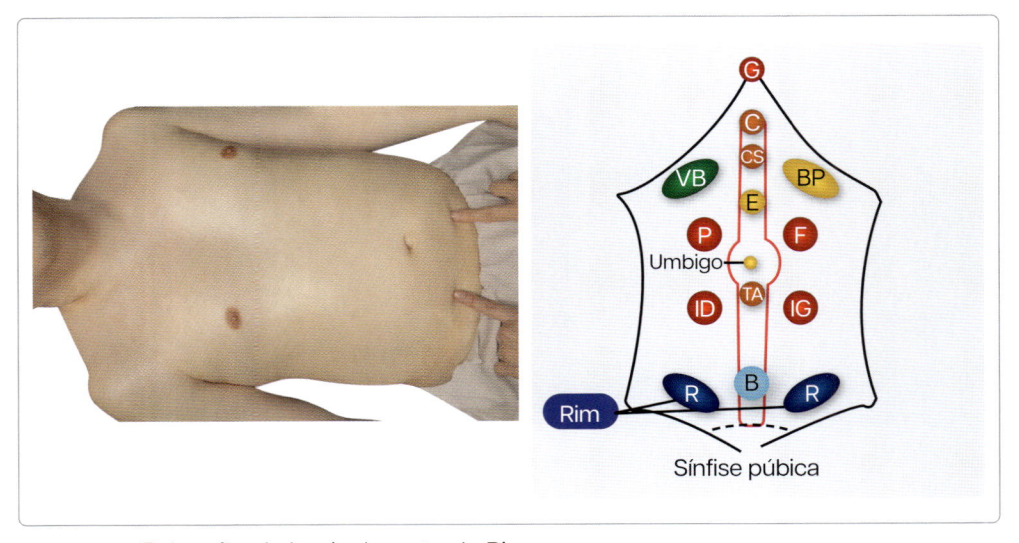

FIGURA 10 Palpação abdominal: ponto do Rim.

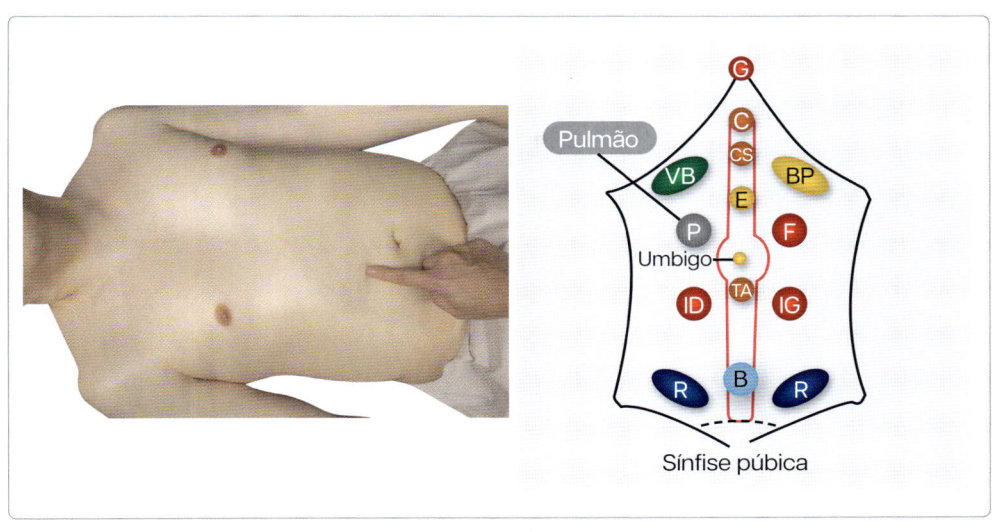

FIGURA 11 Palpação abdominal: ponto do Pulmão.

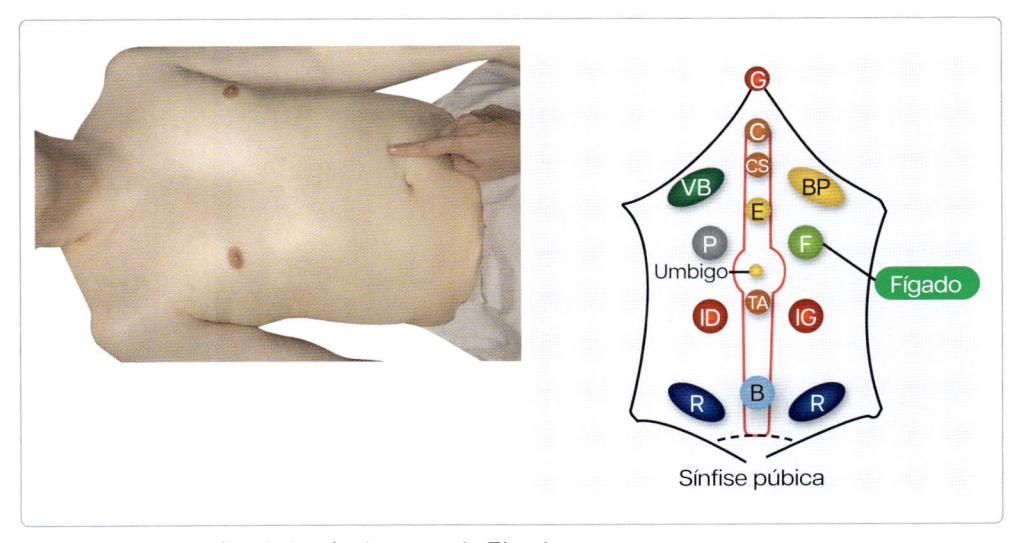

FIGURA 12 Palpação abdominal: ponto do Fígado.

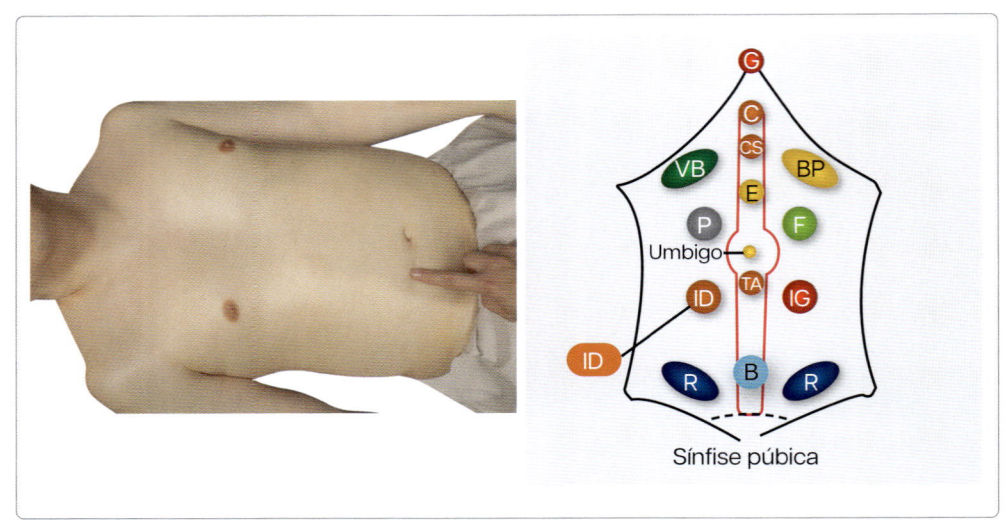

FIGURA 13 Palpação abdominal: ponto do Intestino Delgado.

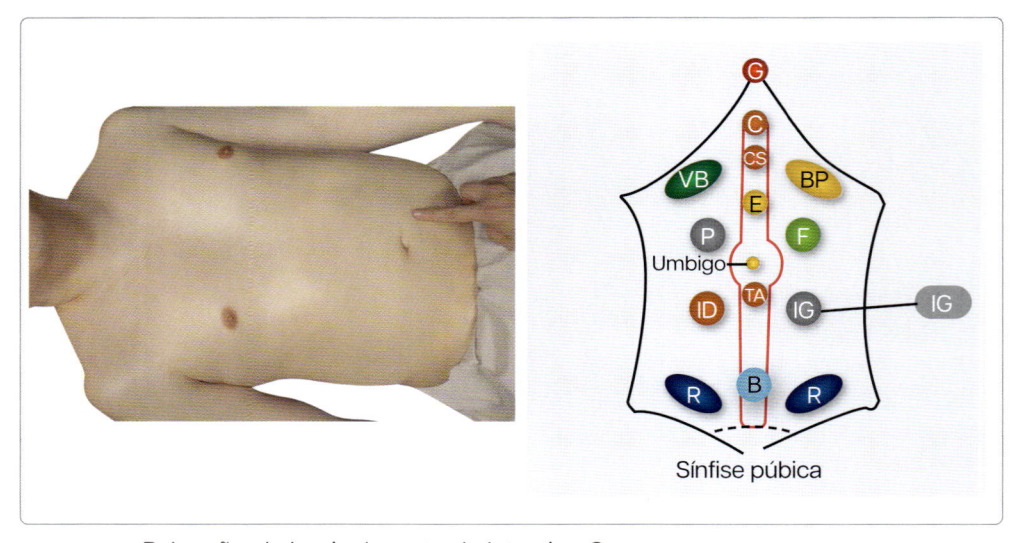

FIGURA 14 Palpação abdominal: ponto do Intestino Grosso.

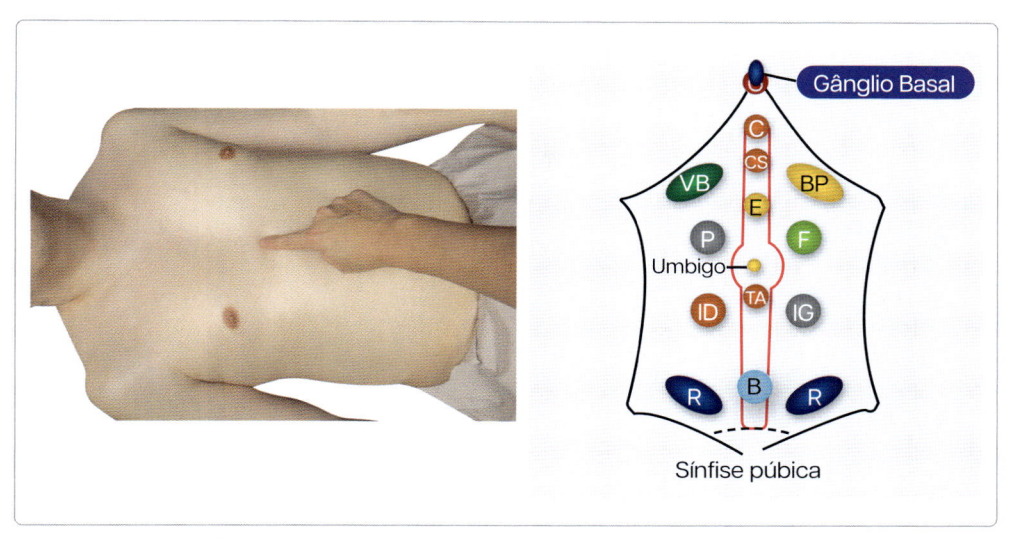

FIGURA 15   Palpação abdominal: ponto do Gânglio Basal.

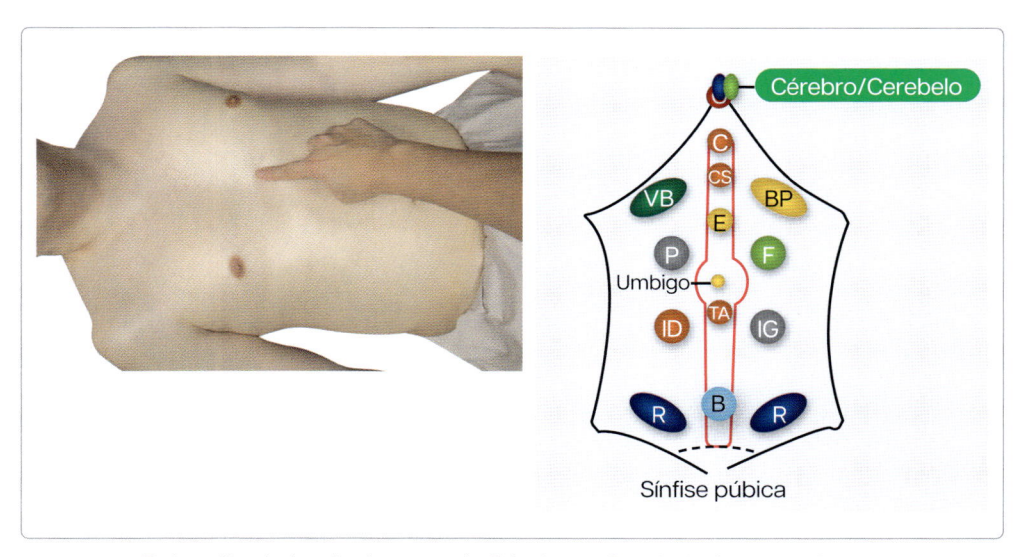

FIGURA 16   Palpação abdominal: ponto do Cérebro e Cerebelo à esquerda.

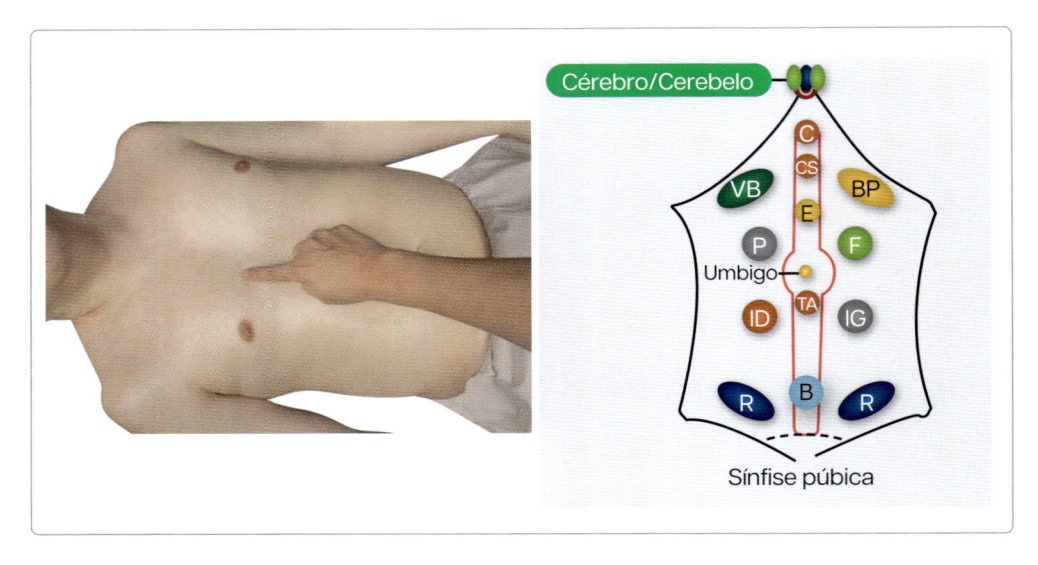

Palpação abdominal: ponto do Cérebro e Cerebelo à direita.

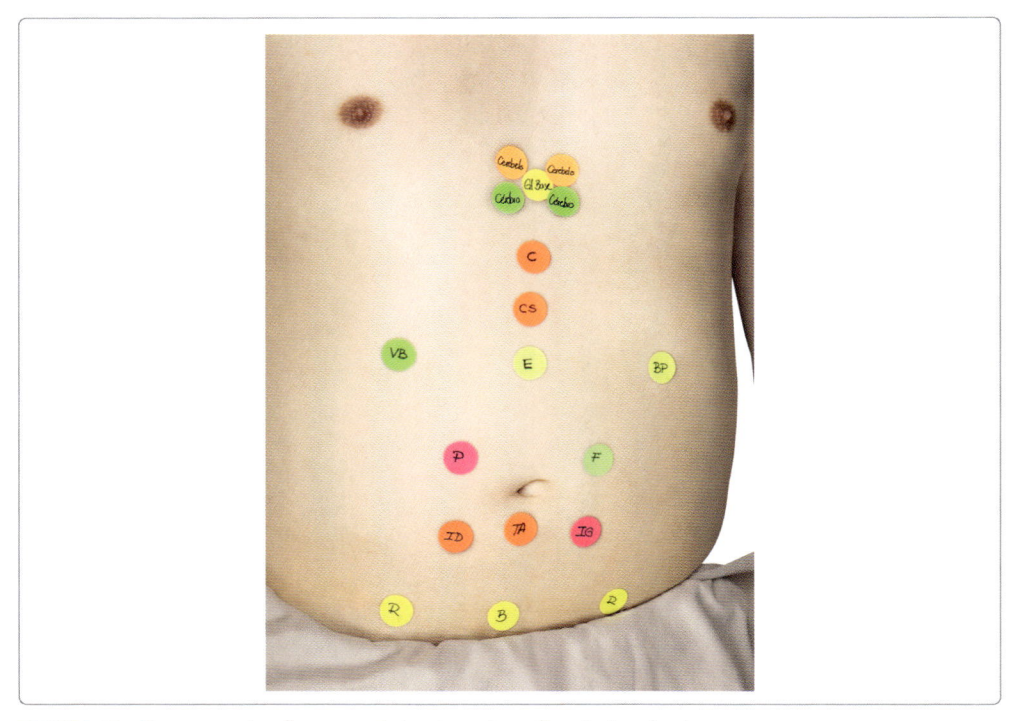

Represer tação completa da palpação abdominal.

Diagnóstico cervical

O mapeamento dos pontos de diagnóstico cervical foi descrito pelo professor Yamamoto em um segundo momento da evolução da técnica YNSA. O primeiro mapeamento foi dos pontos de diagnóstico abdominal modificado, descrito no capítulo anterior.

Os pontos de diagnóstico na região cervical estão localizados em dois músculos: músculo esternocleidomastóideo (ECM) e músculo trapézio (Figura 1).

Músculo esternocleidomastóideo (ECM):

- Origem: a cabeça esternal se origina na parte cranial do manúbrio esternal e a cabeça clavicular se origina no terço medial da clavícula. Esses dois feixes musculares formam um triângulo que será importante referência anatômica.
- Inserção: a inserção é feita na superfície lateral do processo mastoide e na metade lateral da linha na nuca superior.
- Inervação: motor: nervo acessório (XI par craniano); sensitivo: ramo ventral de C2 a C4 ou até C6.

Músculo trapézio:

- Origem: terço medial da linha da nuca. Tuberosidade occipital e processos espinhosos de C7 a T12.

- Inserção: terço lateral da clavícula, acrômio e espinha da escápula.
- Inervação: motor: nervo acessório (XI par craniano); sensitivo: ramo dorsal de C3 e C4.

A palpação da região cervical é realizada palpando-se os pontos mais sensíveis (enrijecimento ou intumescimento) na área dos músculos esternocleidomastóideo (ECM) e trapézio.

Para a localização dos pontos, é importante conhecer algumas referências anatômicas importantes: borda anterior e posterior do m. ECM, triângulo formado com os dois feixes de origem do m. ECM (cabeça esternal e clavicular) e borda anterior do m. trapézio.

LOCALIZAÇÃO DOS PONTOS NA REGIÃO CERVICAL

1. Bexiga: na borda posterior do m. ECM fica discretamente "escondida" atrás da clavícula (obs.: anteriormente, o ponto era localizado na inserção entre as duas partes musculares do m. ECM que se inserem na clavícula e que formam um triângulo).
2. Rim: na borda posterior do m. ECM na inserção acima do ponto da Bexiga (acima da clavícula).

3. **Fígado:** no meio do m. ECM – realizar o movimento de vai e vem com o polegar.
4. **VB:** na borda anterior do m. ECM abaixo do Fígado (inferior).
5. **Pericárdio:** na borda anterior do m. ECM acima do Fígado (médio).
6. **Coração:** na borda anterior do m. ECM pouco acima do Pericárdio (superior).
7. **Estômago:** no meio do m. trapézio (vista lateral), na mesma linha horizontal do Fígado (F).
8. **BP:** na borda anterior do m. trapézio próximo à ½ do pescoço, anteriormente ao Estômago (E).
9. **IG:** mais ou menos no meio do m. trapézio, próximo da origem.
10. **TA:** na borda interna do m. trapézio na origem do músculo na clavícula, situado anteriormente ao ponto do IG.
11. **ID:** na borda anterior do m. trapézio, 1/3 superior.
12. **Coluna e cérebro:** pequena linha seguindo posteriormente ao Rim.
13. **Pulmão:** bilateralmente à cartilagem tireoidiana, à frente do esternocleidomastóideo na altura da proeminência maior do pomo-de-adão (obs.: palpar simultaneamente os dois pontos).

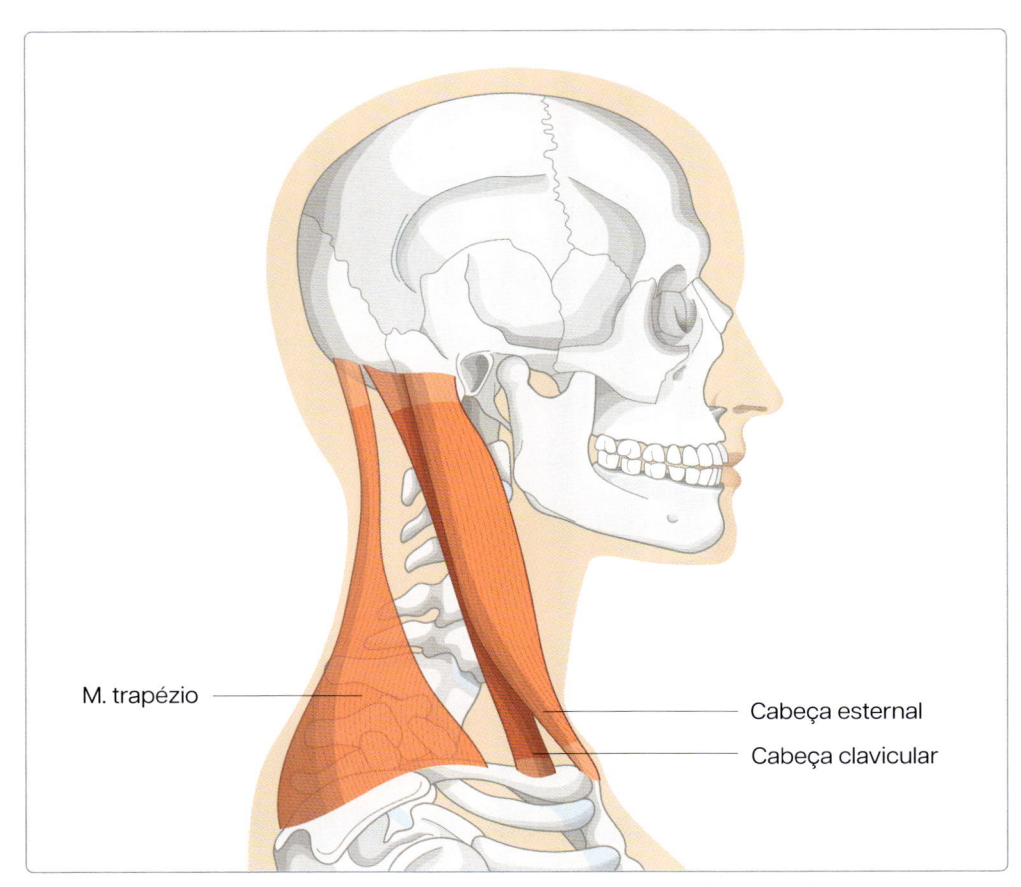

FIGURA 1 Representação dos músculos trapézio e esternocleidomastóideo com a representação do ramo esternal e ramo clavicular.

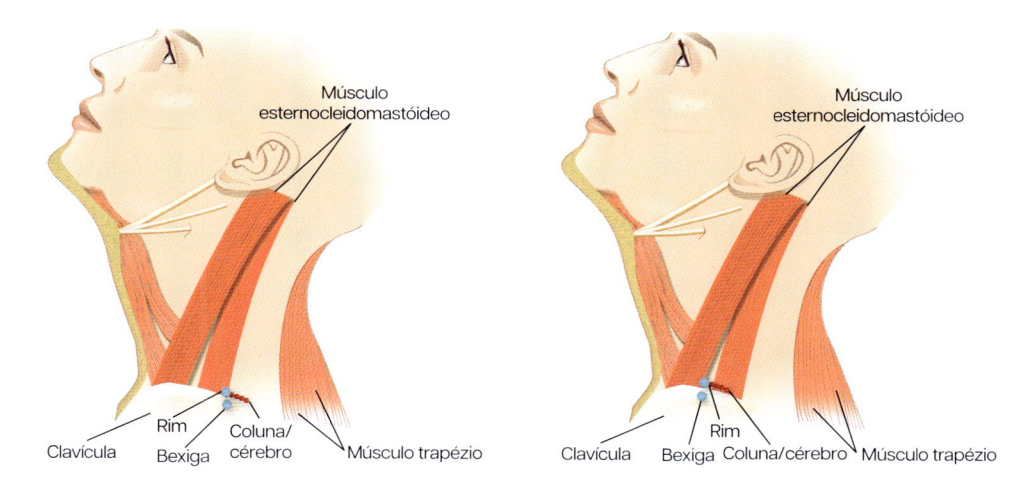

FIGURA 2   Diferença da localização do ponto do Rim no diagnóstico cervical.

PALPAÇÃO CERVICAL

TABELA 1   Descrição dos pontos da palpação cervical

Nome	Localização	Nomenclatura	Correspondência
Bexiga	Na borda posterior do m. ECM, fica discretamente "escondido" atrás da clavícula ou dentro do "triângulo"	B	Bexiga
Rim	Na borda posterior do m. ECM na inserção acima do ponto da Bexiga (acima da clavícula) ou dentro do "triângulo"	R	Rim
Fígado	No meio do m. ECM, podendo ser localizado por meio de um simples movimento de vai e vem com o polegar	F	Fígado
Vesícula Biliar	Na borda anterior do m. ECM abaixo do Fígado (inferior)	VB	Vesícula Biliar
Pericárdio ou Circulação Sexo	Na borda anterior do m. ECM acima do Fígado (médio). Na mesma linha obliqua da área da VB	P ou CS	Pericárdio
Coração	Na borda anterior do m. ECM pouco acima do Pericárdio (superior). Na mesma linha obliqua da área da VB e do CS	C	Coração
Intestino Grosso	Está situada mais ou menos no meio do m. trapézio, próximo da origem	IG	Intestino Grosso

(continua)

TABELA 1 Descrição dos pontos da palpação cervical *(continuação)*

Nome	Localização	Nomenclatura	Correspondência
Triplo Aquecedor	Na borda interna do m. trapézio na origem do músculo na clavícula, situado anteriormente ao ponto do IG	TA	Triplo Aquecedor
Estômago	No meio do m. trapézio (vista lateral), acima do ponto IG	E	Estômago
Baço-Pâncreas	Na borda anterior do m. trapézio próximo à ½ do pescoço, anteriormente ao E e acima do TA	BP	Baço-Pâncreas
Intestino Delgado	Na borda anterior do m. trapézio, 1/3 superior. No mesmo plano obliquo das áreas do BP e TA	ID	Intestino Delgado
Pulmão	Está bilateralmente à cartilagem tireoidiana, à frente do m. ECM, na altura da proeminência maior do pomo-de-adão (obs.: palpar simultaneamente os dois pontos)	P	Pulmão

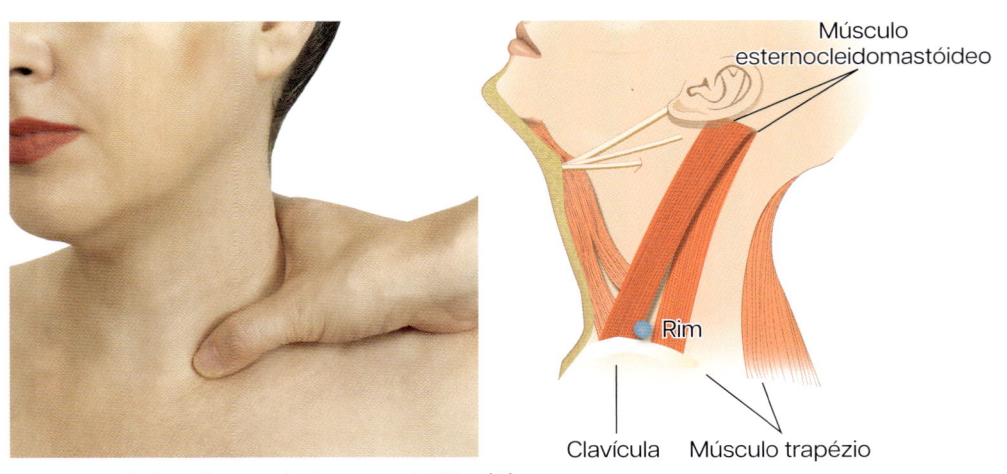

FIGURA 3 Palpação cervical: ponto do Rim (R).

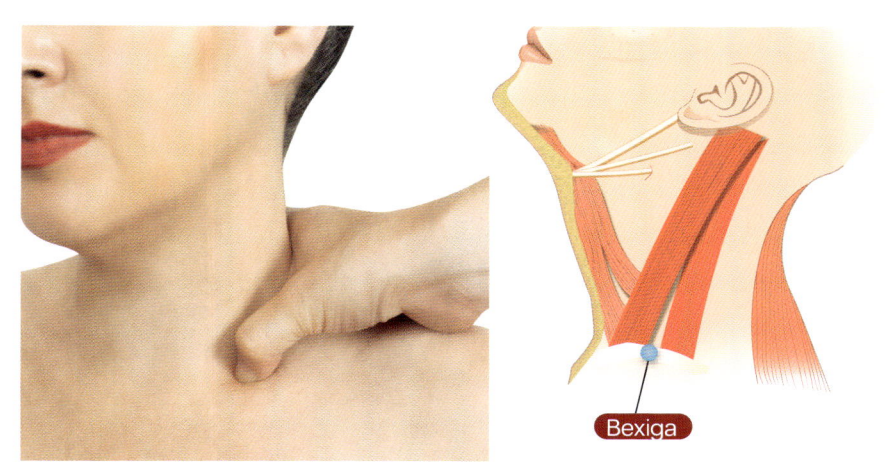

FIGURA 4   Palpação cervical: ponto da Bexiga (B).

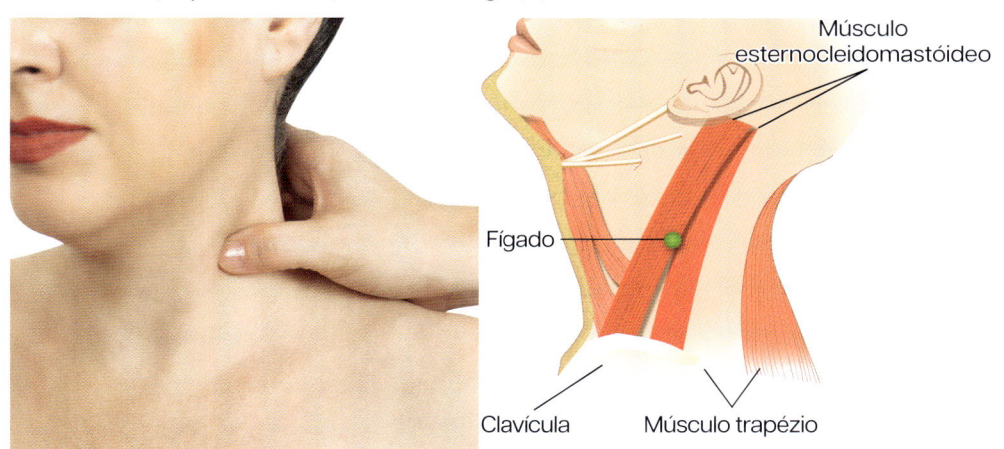

FIGURA 5   Palpação cervical: ponto do Fígado (F).

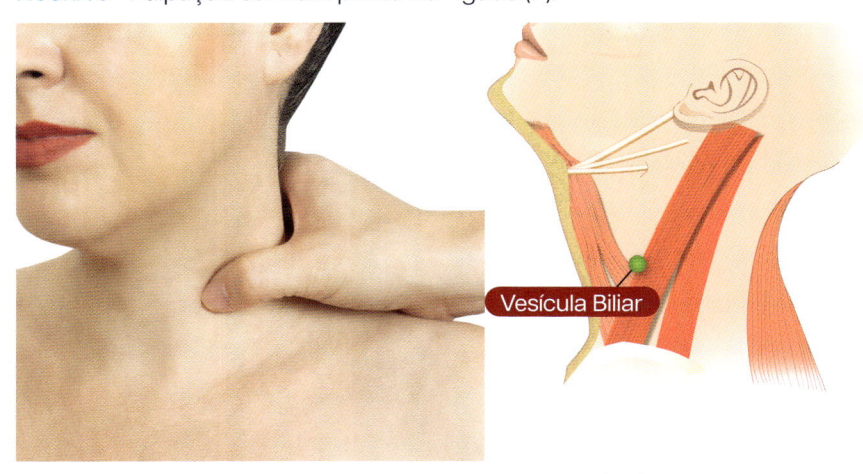

FIGURA 6   Palpação cervical: ponto da Vesícula Biliar (VB).

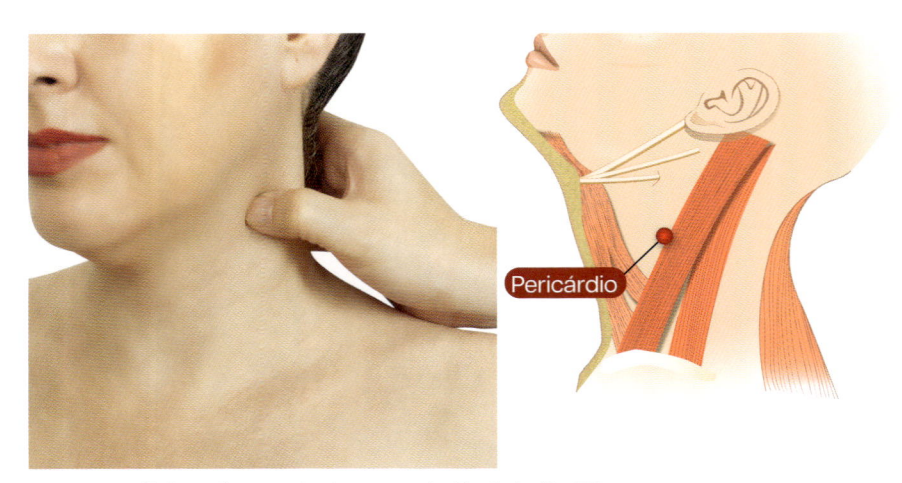

FIGURA 7 Palpação cervical: ponto do Pericárdio (P).

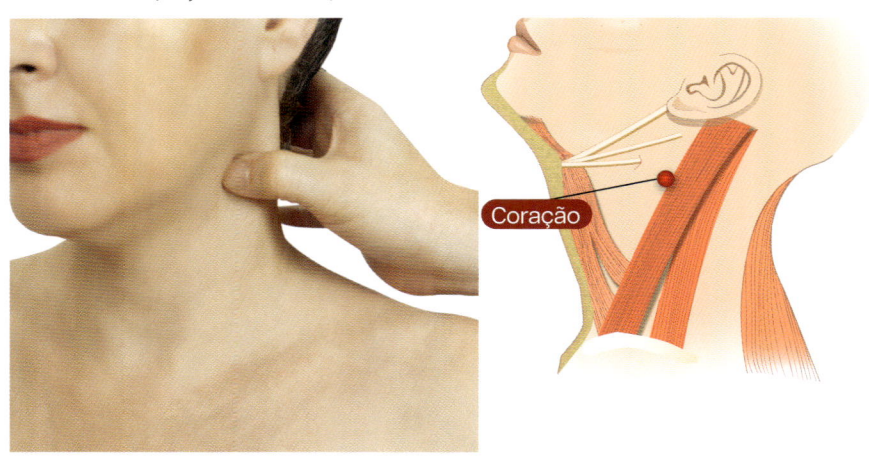

FIGURA 8 Palpação cervical: ponto do Coração (C).

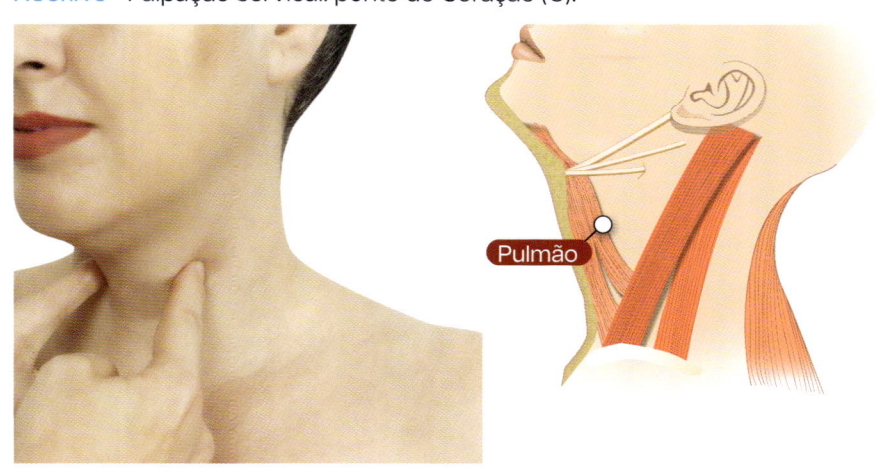

FIGURA 9 Palpação cervical: ponto do Pulmão (P).

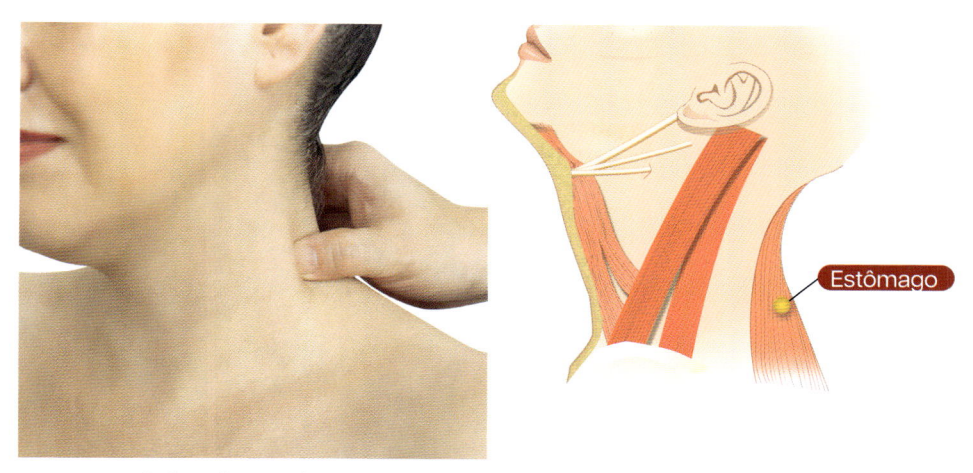

FIGURA 10 Palpação cervical: ponto do Estômago (E).

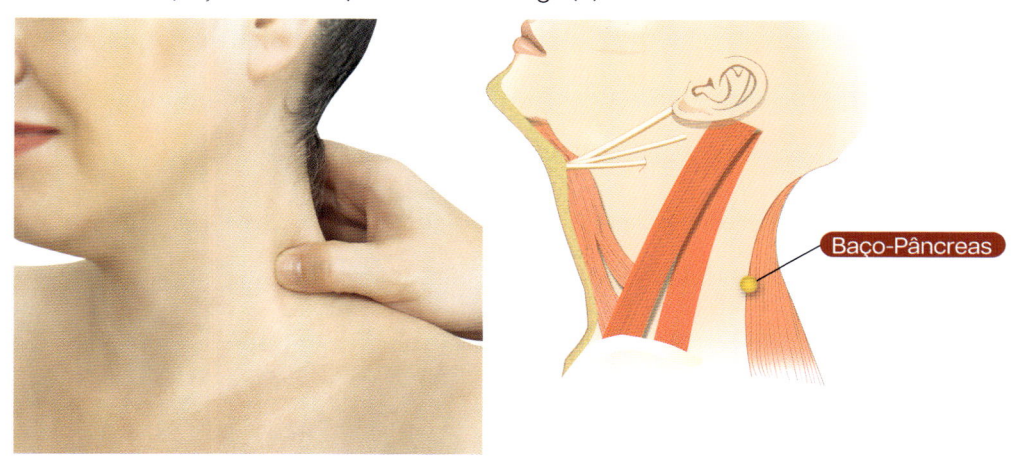

FIGURA 11 Palpação cervical: ponto do Baço-Pâncreas (BP).

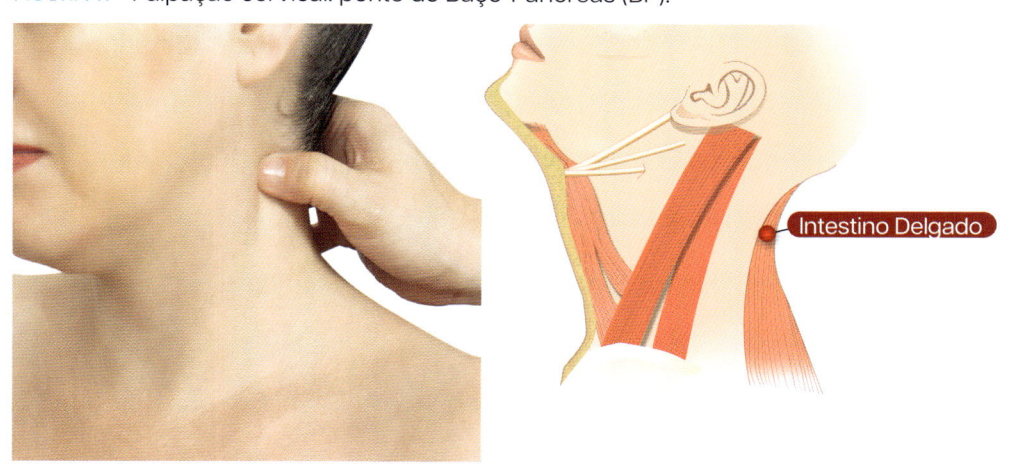

FIGURA 12 Palpação cervical: ponto do Intestino Delgado (ID).

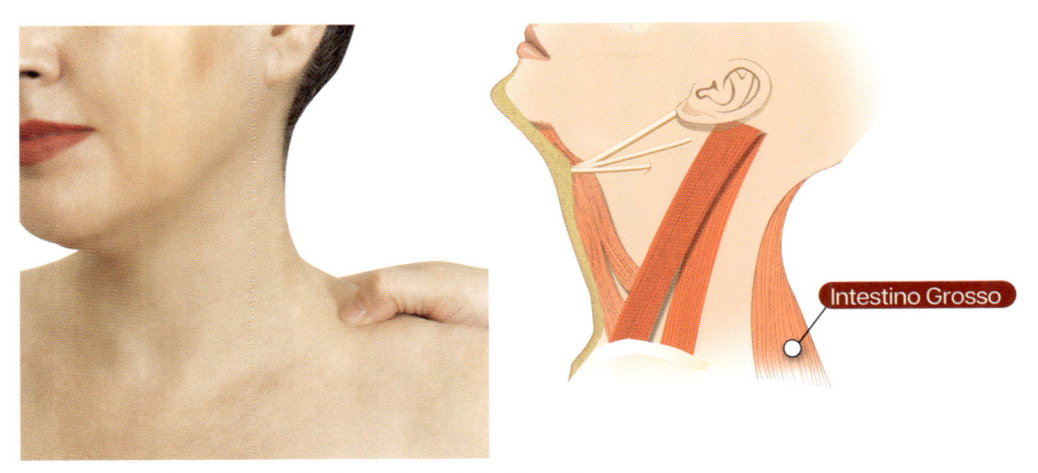

FIGURA 13   Palpação cervical: ponto do Intestino Grosso (IG).

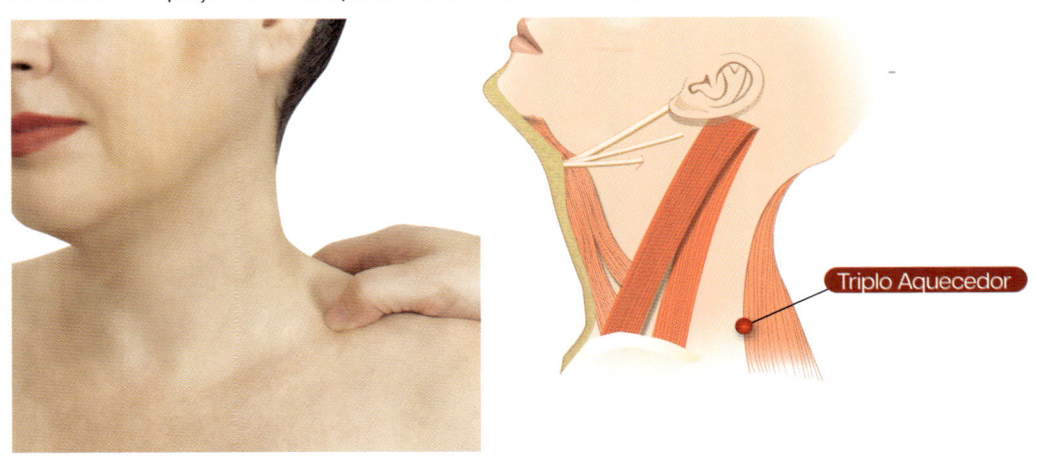

FIGURA 14   Palpação cervical: ponto do Triplo Aquecedor (TA).

Além disso, o uso do diagnóstico cervical de Yamamoto é fundamental aqui para o tratamento dos órgãos e vísceras (*Zang Fu*). De fato, a projeção cervical correspondente ao(s) ponto(s) necessário(s) para o tratamento pode se tornar reativa, muito dolorosa à palpação e muitas vezes levemente endurecida, fenômenos que desaparecem quase instantaneamente após a punção dos pontos Y relacionados ou pontos dos Pares Cranianos (serão descritos posteriormente). Esse é o fenômeno da "extinção" descrito por Yamamoto que permite, ao mesmo tempo, verificar e confirmar que os pontos Y foram corretamente pontuados e tratados.

Um ponto de diagnóstico do Rim positivo, por exemplo, não indica necessariamente uma disfunção renal. Mas se o Ponto de Diagnóstico for positivo, ele deverá ser tratado primeiro por uma questão de equilibrar a função do corpo como um todo, antes de tratar a queixa real.

Se, na primeira palpação, mais de um ponto diagnóstico for detectado, trate primeiro o ponto Y Rim que é o mais importante. Isso já pode neutralizar um ou mais pontos de outros órgãos de diagnóstico.

A área de diagnóstico da cervical também possui uma área de diagnóstico do cérebro e da coluna vertebral, mas devido ao tamanho minúsculo da área, não é possível detectar qual parte do cérebro ou da coluna está comprometida ou precisa ser tratada. Atualmente, utiliza-se a palpação diagnóstica do braço para verificar qual parte do cérebro e da coluna que está alterada que fica dolorosa à palpação está envolvida.

Ambos os métodos, o diagnóstico abdominal e o diagnóstico cervical, são muito importantes ou mesmo essenciais na decisão da escolha correta dos pontos Ys ou pontos do nervo craniano a serem tratados.

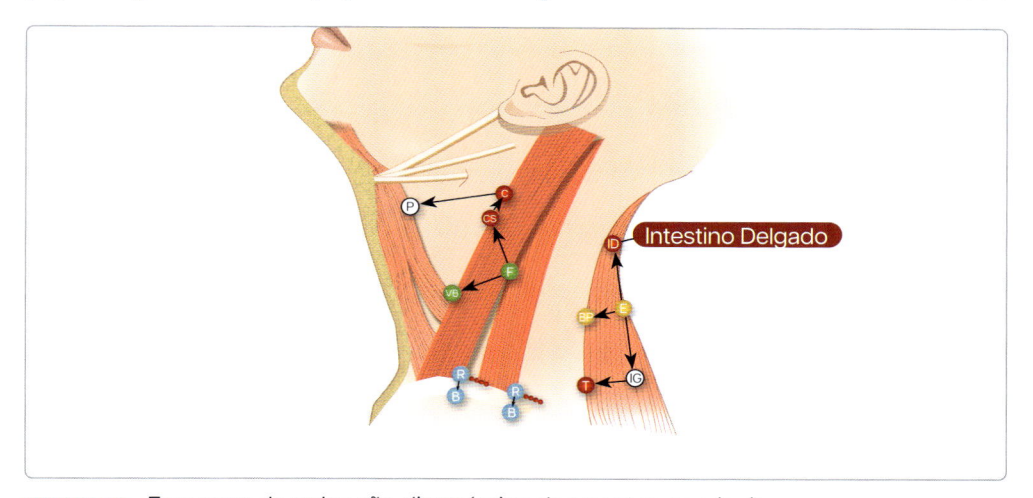

FIGURA 15 Esquema de palpação diagnóstica dos pontos cervicais.

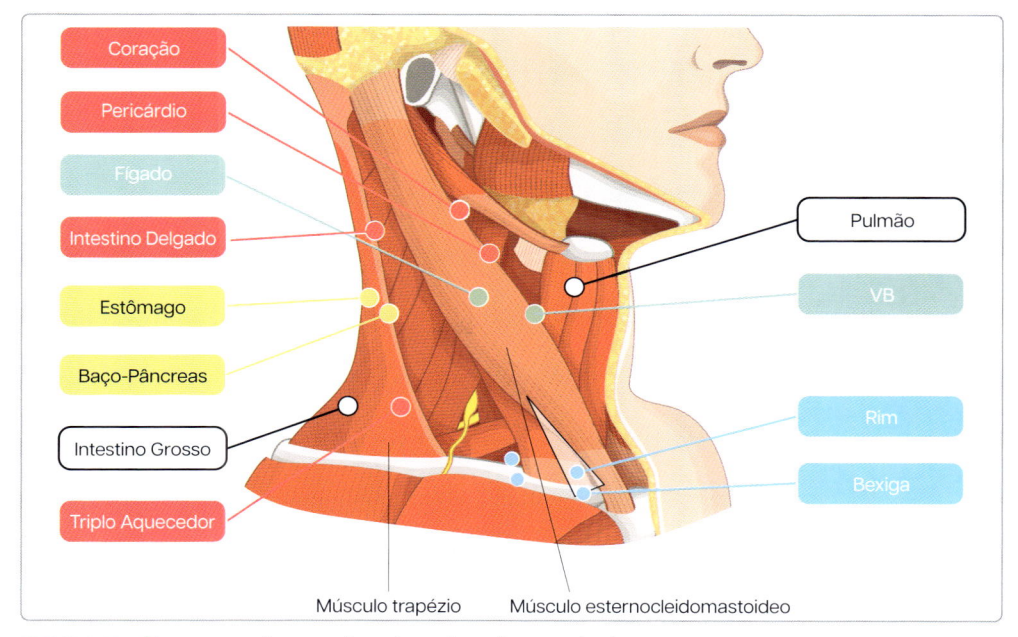

FIGURA 16 Esquema dos pontos da palpação cervical.

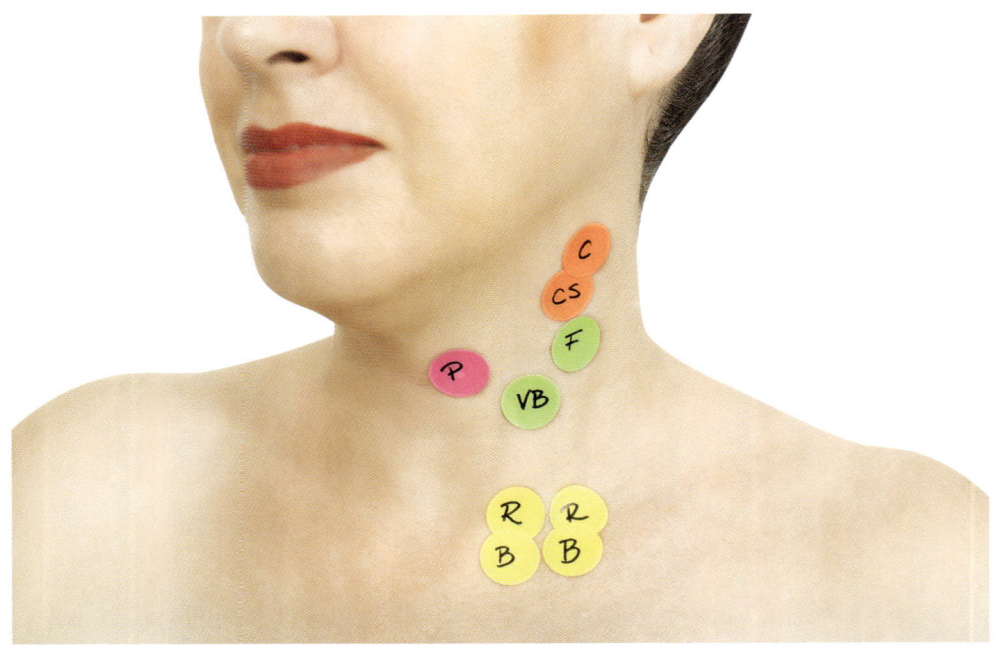

FIGURA 17 Esquema dos pontos da palpação cervical no músculo esternocleidomastóideo.

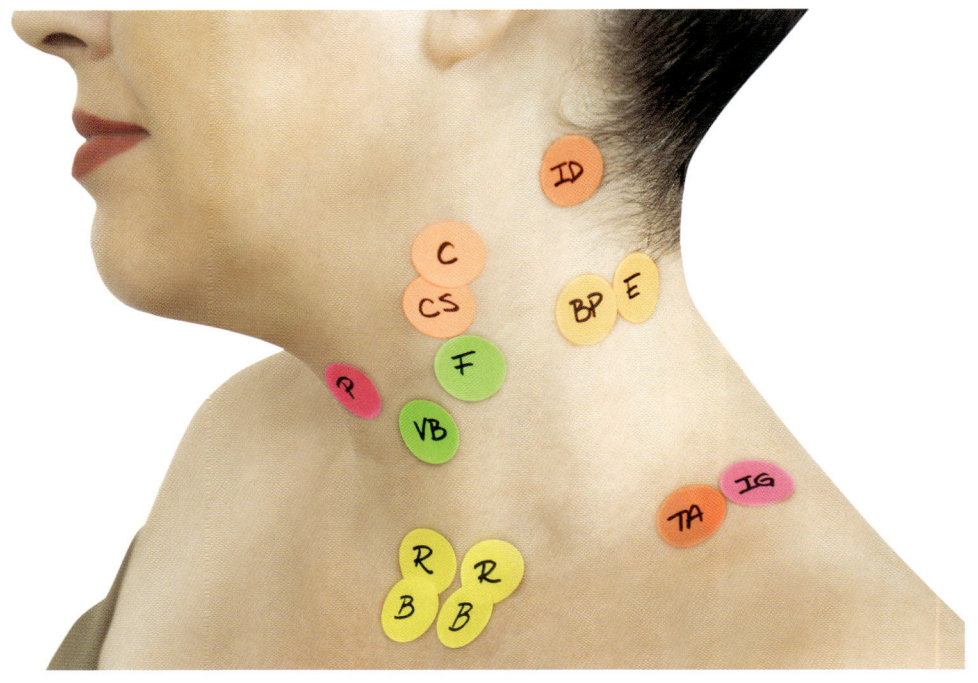

FIGURA 18 Esquema dos pontos da palpação cervical nos músculos esternocleidomastóideo e trapézio.

Pares cranianos (pontos Nervos Cranianos da YNSA)

São 12 pontos e representam todos os pares cranianos. Estão alinhados em uma vertical a partir do ponto A, bilateralmente, se iniciam próximo à linha de implantação do cabelo (A3) que corresponde ao I par craniano (nervo olfatório), passam sob os pontos Cérebro e Cerebelo, e estão dispostos em uma sequência semelhante a um "colar de pérolas", seguindo até a região do ponto VG21. A distância entre o I par e o último (XII par craniano) é de cerca de 6 a 8 cm, dependendo do formato da cabeça (Figura 1).

Os pontos são dispostos um atrás do outro em uma sequência linear e separados entre si por uma distância mínima. Cada ponto está relacionado à função do próprio nervo craniano correspondente.

Na Figura 2 temos a representação anatômica dos 12 pares cranianos e na Tabela 1 a função de cada par craniano.

O Dr. Yamamoto, usando a lógica e muita paciência, conseguiu correlacionar cada par craniano com os órgãos internos (*Zang Fu*), podendo utilizar para equilibrar a função do *Zang Fu* alterado, que é diagnosticado através da palpação cervical ou abdominal (Tabela 2).

Esses pontos possuem as mesmas indicações que os pontos cerebrais, mas o Dr. Yamamoto relata bons resultados nos tratamentos psicológicos. É mais fácil e menos dolorido utilizar esses pontos, permitindo uma maior precisão e, obviamente, melhores resultados.

INDICAÇÕES

Os pontos cerebrais da YNSA, inclusive os pontos dos Pares Cranianos, têm um amplo escopo para o tratamento de muitas doenças e distúrbios neurológicos. Para citar alguns:

- Afasia.
- Demência e doença de Alzheimer.
- Depressão e distúrbios psicológicos etc.
- Distúrbios endócrinos.
- Distúrbios motores e sensitivos.
- Dores crônicas de longa duração.
- Enxaqueca.
- Epilepsia.
- Esclerose múltipla.
- Hemiplegia e paraplegia.
- Insônia.
- Nevralgia do trigêmeo.
- Paralisia facial.
- Síndrome de Parkinson.
- Vertigem e zumbido.
- Visão alterada.

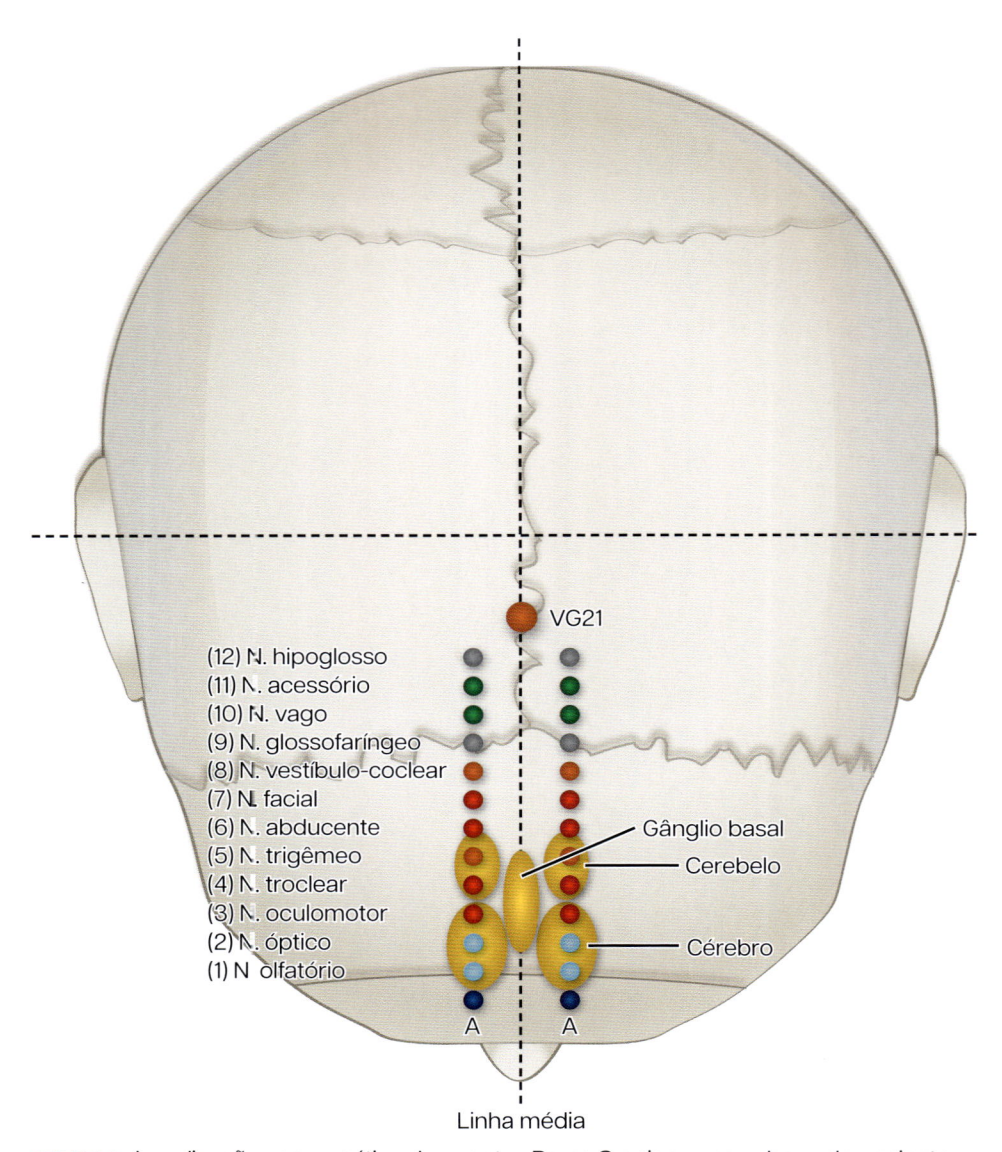

VG21

(12) N. hipoglosso
(11) N. acessório
(10) N. vago
(9) N. glossofaríngeo
(8) N. vestíbulo-coclear
(7) N. facial
(6) N. abducente
(5) N. trigêmeo
(4) N. troclear
(3) N. oculomotor
(2) N. óptico
(1) N olfatório

Gânglio basal
Cerebelo
Cérebro

A   A

Linha média

FIGURA 1 Localização esquemática dos pontos Pares Cranianos na cabeça do paciente.

Alguns pacientes relatam que a acupuntura nos pontos dos Nervos Cranianos é menos dolorosa. O uso de agulhas semipermanentes (ASP©) é útil para esses pontos, primeiro por causa do efeito mais prolongado do tratamento e por não serem tão visíveis, se forem aplicadas na testa.

Nessa área as agulhas (ASP®) não podem ser fixadas com esparadrapo por causa dos cabelos; no entanto, essas agulhas geralmente mantêm-se no local por 2 a 3 semanas, dependendo do cuidado que o paciente realiza. O paciente pode tomar banho e lavar os cabelos com certo cuida-

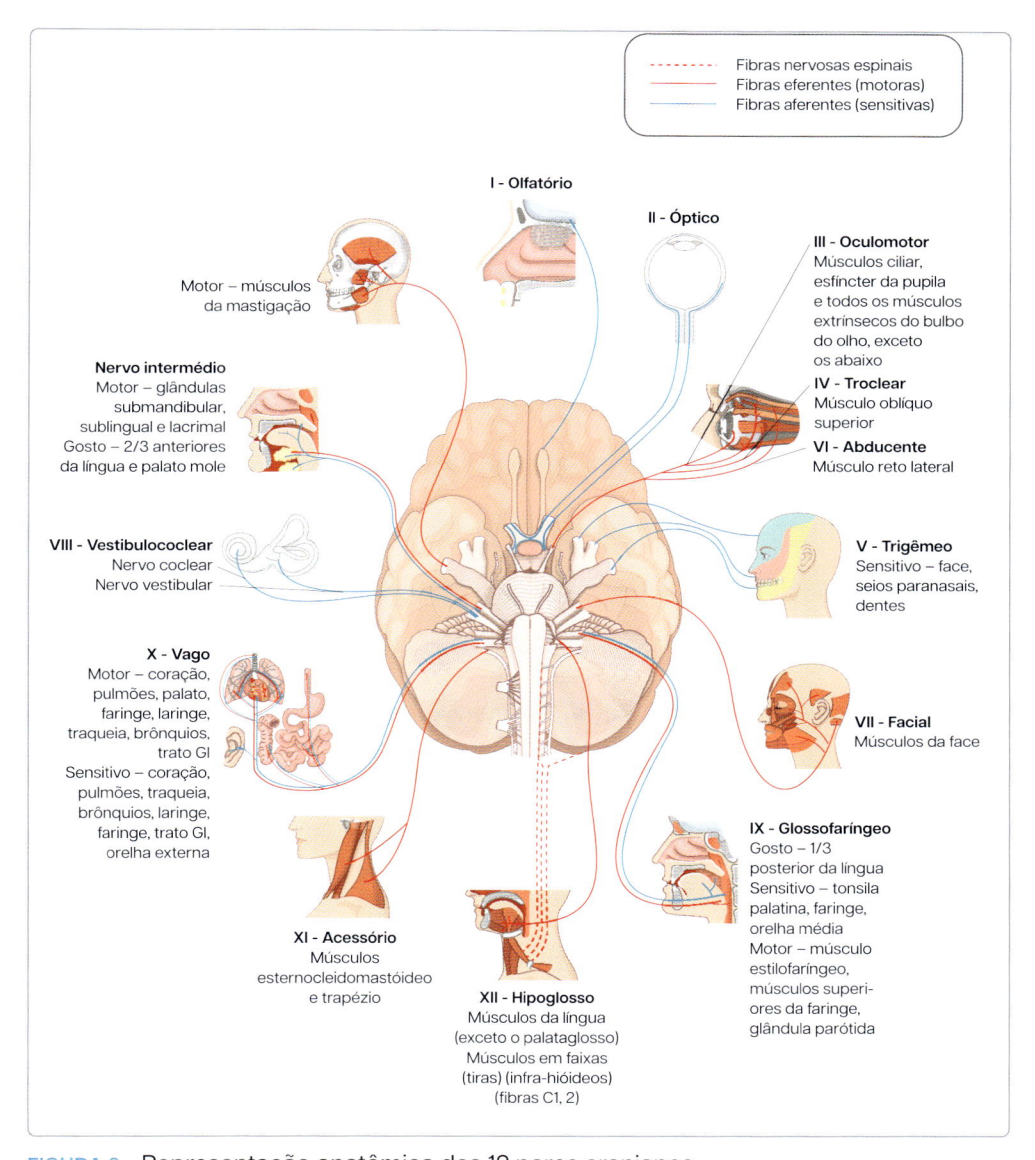

FIGURA 2   Representação anatômica dos 12 pares cranianos.

do, principalmente na hora de enxugar o cabelo, para não retirar as agulhas.

O uso dos pontos Y ou pontos dos Pares Cranianos é uma escolha muito importante do acupunturista. Se houver suspeita de causas psicológicas, recomen-

da-se tratar utilizando os pontos dos Pares Cranianos.

No caso de trombose cerebral, acidente vascular cerebral (AVE), é mais aconselhável e benéfico para o paciente administrar a acupuntura YNSA o mais precocemente possível. A acupuntura inibe o edema, consequentemente diminui os danos cerebrais e a reabilitação pode ser mais rápida.

Um tumor cerebral também pode ser tratado com os pontos dos Pares Cranianos da YNSA. Não curam o tumor, mas podem retardar o crescimento, diminuir a dor, diminuir a depressão do paciente e melhorar a qualidade de vida.

As crianças parecem preferir o uso de agulhas semipermanentes (ASP®) ao invés das agulhas clássicas de acupuntura, talvez porque não as veem nas mãos do médico. Na pediatria ou nos pacientes que têm medo de agulhas, o tratamento a laser também pode ser utilizado na estimulação desses pontos.

Os pontos Pares Cranianos são muito pequenos e localizados muito próximos. A palpação é muito importante para localizar o ponto. Se o paciente não conseguir indicar o ponto mais sensível, tente palpar um outro local, para que o paciente sinta a diferença e tente reconhecer o

TABELA 1 Descrição das funções dos pares cranianos

Nervo craniano	Característica	Função
I – Olfatório	Sensitiva	Percepção do olfato
II – Óptico	Sensitiva	Percepção visual
III – Oculomotor	Motora	Controle da movimentação do globo ocular, da pupila e do cristalino
IV – Troclear	Motora	Controle da movimentação do globo ocular
V – Trigêmeo	Mista	Controle dos movimentos da mastigação (ramo motor); percepções sensoriais da face, seios da face e dentes (ramo sensorial)
VI – Abducente	Motora	Controle da movimentação do globo ocular
VII – Facial	Mista	Controle dos músculos faciais – mímica facial (ramo motor); percepção gustativa no terço anterior da língua (ramo sensorial)
VIII – Vestibulococlear	Sensitiva	Percepção postural originária do labirinto (ramo vestibular); percepção auditiva (ramo coclear)
IX – Glossofaríngeo	Mista	Percepção gustativa no terço posterior da língua, percepções sensoriais da faringe, laringe e palato
X – Vago	Mista	Percepções sensoriais da orelha, faringe, laringe, tórax e vísceras. Inervação das vísceras torácicas e abdominais
XI – Acessório	Motora	Controle motor da faringe, laringe, palato, dos músculos esternocleidomastóideo e trapézio
XII – Hipoglosso	Motora	Controle dos músculos da faringe, da laringe e da língua

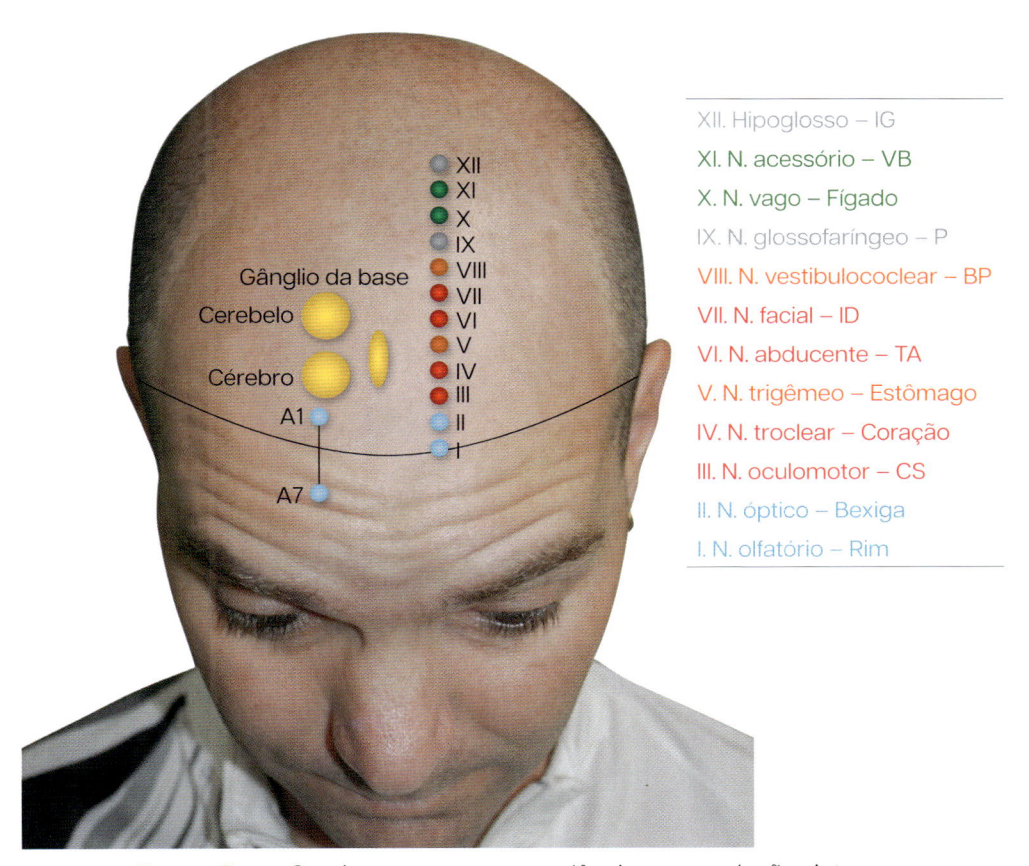

XII. Hipoglosso – IG
XI. N. acessório – VB
X. N. vago – Fígado
IX. N. glossofaríngeo – P
VIII. N. vestibulococlear – BP
VII. N. facial – ID
VI. N. abducente – TA
V. N. trigêmeo – Estômago
IV. N. troclear – Coração
III. N. oculomotor – CS
II. N. óptico – Bexiga
I. N. olfatório – Rim

FIGURA 3 Pontos Pares Cranianos e a correspondência com os órgãos internos.

ponto mais doloroso. Com alguma prática, pode adquirir a sensibilidade de estar no lugar certo.

OBSERVAÇÕES

- Os pontos cerebrais estimulam o lobo frontal e aumentam a secreção de dopamina.
- Pacientes parkinsonianos devem ser sempre tratados bilateralmente.
- Pacientes portadores de esclerose múltipla são quase sempre tratados por pontos **Yang** do cérebro. É importante testar as zonas diagnósticas antes de iniciar o tratamento.

TABELA 2 Pares cranianos e relação com os órgãos internos

Par	Nervo craniano	Órgão interno
I	N. olfatório	Rim
II	N. óptico	Bexiga
III	N. oculomotor	Pericárdio
IV	N. troclear	Coração
V	N. trigêmeo	Estômago
VI	N. abducente	Triplo Aquecedor
VII	N. facial	Intestino Delgado
VIII	N. vestíbulo-coclear	Baço Pâncreas
IX	N. glossofaríngeo	Pulmão
X	N. vago	Fígado
XI	N. acessório	Vesícula Biliar
XII	N. hipoglosso	Intestino Grosso

Aplicação prática, indicações, contraindicações e complicações

Antes de implementar uma técnica de acupuntura (de qualquer natureza), é essencial realizar um diagnóstico nosológico preciso. Na menor dúvida, devemos, se necessário, recorrer aos exames complementares que nos são disponibilizados pela medicina ocidental: técnicas radiográficas, ressonância magnética, exames bioquímicos laboratoriais etc.

É importante realizar diagnóstico diferencial de um tumor maligno, uma doença sistêmica ou uma infecção grave, todas as condições que requerem tratamento alopático de primeira linha, sem perder de vista que a acupuntura também pode desempenhar um papel importante como terapia complementar ou integrativa. Ela é capaz, por exemplo, e muitas vezes, de reduzir os efeitos colaterais da quimioterapia, a dor pós-operatória ou mesmo de acelerar o processo de recuperação e cicatrização.

Ao iniciante em YNSA, é fortemente aconselhado concentrar-se, no início, na utilização dos pontos básicos, os pontos dos órgãos dos sentidos, bem como nos pontos cerebrais que devem ser dominados primeiramente. A utilização desses pontos é mais fácil, pois cada um deles representa uma zona corporal bem definida, não sendo necessário recorrer ao diagnóstico cervical. A partir daí, poderá passar a utilizar os pontos Y, os pontos dos Nervos Cranianos, bem como os pontos e somatotopias complementares.

INDICAÇÕES

Muitas condições podem ser tratadas pelo YNSA, como vimos nos capítulos anteriores. Por exemplo:

- síndromes de dor aguda e crônica;
- patologias do sistema musculoesquelético;
- distúrbios dos órgãos dos sentidos;
- distúrbios neurológicos: dores de cabeça e enxaquecas, neuralgia, paresia, síndrome de Parkinson, paralisia facial, sequelas de AVC etc.

CONTRAINDICAÇÕES

Não há contraindicações absolutas. Seria mais apropriado falar em "não indicações", e elas são de senso comum:

- condições de risco de morte;
- indicações cirúrgicas indiscutíveis;
- síndromes infecciosas graves;
- infecção da pele ou inflamação da área a ser puncionada.

O Dr. Yamamoto evita tratar pacientes com quadro de febre alta ou mesmo pacientes muito debilitados. Por outro lado, é perfeitamente possível tratar um paciente em uso de anticoagulante com acupuntura, desde que o exame de sangue nos mostre que está na zona terapêutica (plaquetas acima de 30.000). Não se deve perfurar muito profundamente os pontos do corpo de certas somatotopias complementares.

É possível se deparar com esses pacientes em consulta, e a acupuntura é realizada sem problemas, desde que sejam respeitadas as regras simples que foram mencionadas.

COMPLICAÇÕES

As complicações são muito raras e geralmente benignas.

O efeito vagal

Uma sensação de desmaio pode ocorrer em pacientes sensíveis e/ou com muito medo da colocação da agulha. Sinais de alerta, como lábios pálidos, sudorese espontânea, mãos frias e taquicardia precisam ser observados.

Essa reação requer a retirada imediata das agulhas, bem como a posição do paciente em decúbito dorsal e com as pernas levemente elevadas. Se necessário, pode-se combinar com punção ou acupressão do ponto VG26 ou DU26 (*Shuigou*) e VC24 ou RM24 (*Chengjiang*), que têm indicações para reanimação.

Na verdade, a prevenção pode ser eficaz, realizando a sessão de acupuntura com o paciente deitado para mitigar esse risco. Em alguns casos, quando o paciente tem muito medo de agulhas, é melhor realizar a primeira sessão de acupuntura com o paciente em decúbito dorsal, pois com o paciente sentado o risco dessa complicação é maior.

Deve-se evitar a colocação de alguns pontos mais dolorosos, principalmente os pontos Y, nas sessões iniciais.

Hematomas e sangramento

É importante lembrar que a cabeça é bem vascularizada. Ao retirar as agulhas, alguns pontos, especialmente o Y, às vezes podem sangrar. Nesse caso, é aconselhável fazer uma compressão rápida, curta e firme do ponto com algodão para estancar o sangramento e evitar a formação de um hematoma.

Caso se forme uma pequena saliência local, oriente o paciente a fazer uma pequena compressa de água quente no local.

Infecção

Teoricamente é possível ocorrer infecção, pois a colocação da agulha é um procedimento invasivo na pele. Porém, é extremamente rara, principalmente se forem respeitadas duas regras simples: a higiene das mãos do profissional e o uso único de agulhas estéreis e descartáveis.

Piora transitória dos sintomas

Esporadicamente, um paciente pode referir piora dos sintomas, um fenômeno raro, benigno e bastante transitório que aparece, normalmente, logo nas primeiras sessões, pode ser interpretado como o início da resposta do corpo aos estímulos a que o expusemos ao colocar as agulhas. Portanto, não é uma complicação, muito pelo contrário!

Houve o caso de um paciente com antecedente de cálculo renal que relatou que na mesma semana que fez o tratamento com YNSA acabou expelindo um cálculo naturalmente durante a micção.

O paciente deve ser informado e tranquilizado quanto a essa possibilidade.

Pneumotórax

Complicação descrita, teoricamente possível, em particular na utilização das somatotopias torácicas e cervicodorsais complementares que serão descritas no Capítulo 18. É praticamente impossível se a punção for realizada de acordo com as regras descritas a seguir.

Como localizar os pontos?

Quando existe alguma doença no organismo, ela se mostra por meio de pontos reativos situados em áreas de correspondência à parte enferma. Através do manejo desses mesmos pontos reflexos, pode-se agir positivamente sobre a doença e curá-la.

Ao se utilizar um método de terapia estimulando pontos cutâneos, seja com a auriculoterapia, quiropuntura (*Koryo* ou *Sujok*), reflexologia podal ou escalpoterapia, existem dois parâmetros práticos para verificar se um ponto está ou não afetado, indicando problema em alguma parte do organismo:

1. Aumento da sensibilidade à pressão com o aparecimento de dor.
2. Aumento da atividade elétrica, pela redução da resistência elétrica no ponto afetado.

MANEIRAS E CARACTERÍSTICAS PARA A DETECÇÃO DO PONTO

1. Uso de detector: no couro cabeludo a resistência é pequena, portanto, usar uma resistência de +/- 6 ohms. Porém, esse método não é muito adotado devido ao aumento da eletropermeabilidade da cabeça. Com isso, todos os pontos ficam "positivos" com o uso de detector, localizando falsos pontos.
2. **Palpação da região dolorosa:** deslizando a ponta do polegar esquerdo pode-se sentir um nó pequeno, ponto endurecido como cordão, uma vala, depressão, local doloroso ou edema. O paciente relata qual é o ponto mais sensível.
3. Dimensões: profundidade: inicialmente era descrito que deveria atingir o periósteo e o diâmetro do ponto seria aproximadamente de 1,0 mm. Porém, observa-se que o ponto fica um pouco acima do periósteo.
4. Tempo de estímulo: agudo: 20 a 30 minutos. Nos casos mais graves e crônicos, estimular os pontos com eletroacupuntura, podendo ficar até 1 hora ou mais com frequência relativamente baixa (+/- 10 Hz). **A fisioterapia responde melhor quando realizada com as agulhas *in situ*.**
5. Direção da agulha: inicialmente recomendava-se a agulha de baixo para cima; atualmente, aplica-se em **qualquer sentido**. O importante é que a agulha atinja o ponto.

6. Formas de estímulos: massagem, pressão cutânea (sementes ou microesferas), agulhas, eletroacupuntura, sangria, cauterização e moxa, eletricidade transcutânea (TENS), laser, cor, *Qigong*, eletromagnetismo, injeções e agulhas semipermanentes [ASP®].
7. Agulhas esterilizadas, descartáveis e de aço inoxidável. Medidas: 0,25 x 40, 0,25 x 15 ou 0,20 x 15 mm.

Na YNSA não existem medidas exatas. Os formatos da cabeça variam consideravelmente e os pontos são extremamente pequenos na maioria dos casos.

Segundo o Dr. Yamamoto, o tamanho do ponto está em torno de 1 a 2 mm. Portanto, o melhor efeito da técnica consiste em colocar a agulha no ponto exato, tocando a ponta da agulha no ponto doloroso que é palpado superficialmente, sem raspar a ponta no periósteo, independentemente do direcionamento da agulha. A agulha é então deixada no local, sem estimulação adicional.

Resumindo, a melhor maneira de localizar o ponto na YNSA é encontrar uma área com o aumento da sensibilidade à pressão com o aparecimento de dor. A pesquisa pode ser feita por meio da pressão ungueal do polegar ou dedo indicador ou pela ponta romba da agulha ou de um apalpador de ponto, ao mesmo tempo em que se indaga ao paciente sobre a sensibilidade do local ou ele acaba alertando com o "sinal da careta" ou algum som que reflita a dor.

Pode-se sentir um pequeno nó, um ponto endurecido como cordão, uma vala ou depressão ou sinais da presença de edema local. Uma vez localizado, o ponto é fixado via polegar com uma das mãos, introduzindo-se a agulha de modo oblíquo à frente do dedo com a outra mão até que se atinja o es-

paço abaixo dele, atingindo com precisão o ponto e transfixando-o com a agulha.

Quando a agulha penetra na pele pode-se sentir a primeira resistência e o ponto estará correto após atingir o local exato que está alterado (Figura 1), ultrapassando a segunda resistência. O paciente pode referir dor local, pequeno choque elétrico ou uma sensação de picada em queimação na introdução da agulha. Os pontos precisam ser atingidos com a máxima precisão, caso contrário, não se obterá o efeito desejado.

Um dos dedos se mantém sobre o ponto localizado da YNSA, o outro introduz a agulha um pouco à frente desse local, em um ângulo de 15º até alcançar o ponto. Muitas vezes, o paciente relata uma sensação de choque elétrico ou dor.

Ao atingir o ponto correto, a sensação é que se atingiu um espaço vazio, um buraco ou uma resistência como "cápsula" ou uma "minibexiga com água") – é necessário vencer essa resistência e sentir que estourou a cápsula ou a minibexiga.

Uma vez inseridas as agulhas (especialmente nos pontos Y, pontos de Nervos Cranianos), é realizada uma verificação na palpação diagnóstica da cervical para verificar a extinção das zonas inicialmente reativas ou dolorosas (sinal de uma punção eficaz). Caso apareçam novos pontos dolorosos na palpação, é importante realizar um agulhamento de tratamento adicional até zerar os pontos reativos ou dolorosos.

Os pacientes normalmente sentem alívio de seus sintomas (especialmente dor) assim que as agulhas são colocadas. O ideal é que os pacientes sintam pelo menos alguma melhora após a primeira sessão.

Em alguns casos raros, o paciente descreve dor significativa no local da punção. Nesse caso, uma leve manipulação da agulha em direção à superfície resolve o pro-

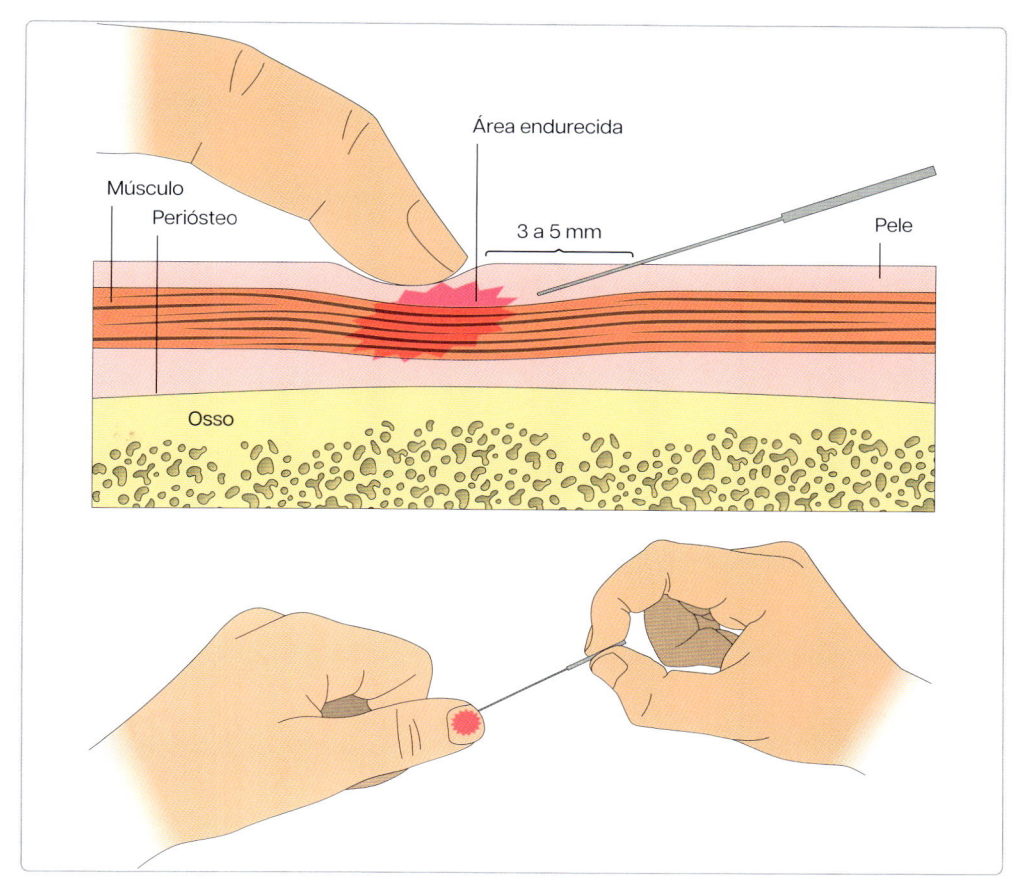

FIGURA 1 Esquema de aplicação das agulhas.

blema; esse raciocínio se aplica em caso de agravamento dos sintomas imediatamente após a inserção da agulha.

Na técnica YNSA, o Dr. Yamamoto utiliza na cranioacupuntura as mesmas agulhas no agulhamento da acupuntura sistêmica, nas medidas 0,25 mm x 40 mm de cabo lilás da marca japonesa Seirin®. No Brasil, devido aos custos elevados dessa agulha, recomenda-se utilizar agulhas nas medidas 0,25 mm ou 0,20 mm de espessura e 15 ou 30 mm de comprimento. Nessa medida é mais fácil e prática a colocação da agulha sem a utilização do tubo plástico conhecido como mandril.

Quando o Dr. Yamamoto utiliza agulhas semipermanentes, são agulhas ASP originalis da Sedatelec® (agulhas semipermanentes utilizadas na auriculoacupuntura francesa) (Figuras 2 e 3 do Capítulo 17) ou uma agulha nova Pyonex da Seirin® (diâmetro 0,15 mm e comprimento de 0,60 mm de cor amarela) (Figura 4 do Capítulo 17).

Ao utilizar as agulhas semipermanentes, é imperativo realizar verificações regulares e removê-las ao menor sinal local de inflamação. O paciente deve ser orientado a realizar autoexames e retornar se tiver qualquer alteração tecidual local.

Lateralidade

Como escolher a lateralidade para realizar a palpação diagnóstica e o tratamento?

Normalmente, o ponto a ser tratado está no mesmo lado da queixa principal do paciente, portanto, é ipsilateral (homolateral).

O Dr. Yamamoto descreve que a lateralidade também pode ser determinada pela sensibilidade da palpação do ponto IG4 (*Hegu*) para as patologias supradiafragmáticas e do ponto do Rim da palpação cervical para comprometimentos dos membros inferiores, principalmente nas lombalgias com queixa de dor na região central da coluna.

A técnica consiste em palpar o ponto IG4 (*Hegu*) da mão direita e esquerda ou o ponto do Rim do lado direito e esquerdo ao mesmo tempo e comparar os dois pontos. O lado que for mais sensível e/ou tiver alguma mudança de textura determinará o lado do tratamento.

Na palpação do ponto do Rim da área de diagnóstico cervical, o Dr. Yamamoto explica que além de se observar o ponto mais sensível e doloroso, caso se observe, na palpação, uma área com consistência mais endurecida (considerada na teoria do *Yin* e *Yang* da MTC uma área de carac-

terística *Yang*), recomenda-se que se utilizem os pontos Y localizados na área *Yin forte*. Por outro lado, se no ponto sensível e doloroso, na palpação do ponto Rim, a consistência for mais amolecida ou edemaciada, é classificada como área de característica *Yin*, e nesse caso o tratamento é realizado nos pontos Y localizados na área *Yang forte*.

- Muito sensível + **endurecimento** = área *Yang*, usa-se a área *Yin forte* para o tratamento.
- Muito sensível + **amolecido, edemaciado** = área *Yin*, usa-se a área *Yang forte* para o tratamento.

Nos casos de patologias neurológicas, normalmente trata-se pelos opostos. Em 99% dos casos de hemiplegias e hemiparesias encontra-se o ponto mais sensível contralateral do lado do corpo afetado. Ou melhor, recomenda-se tratar, se possível, no mesmo lado da lesão cerebral.

Em alguns pacientes que fizeram cirurgia neurológica ou tiveram traumatismo cranioencefálico com retirada ou alteração da calota craniana com perda da massa cerebral, deve-se utilizar pontos nas áreas cerebrais que foram preservadas.

Tratamento

O tratamento é homolateral aos sintomas, exceto nos casos de hemiplegia.

A YNSA é indicada para todas as patologias reversíveis.

- Pontos Estômago/Intestino: possuem indicações para o tratamento de constipação, diarreia, diverticulite, úlcera péptica.
- Pontos Coração/Pulmão: possuem indicações para o tratamento de dor torácica, asma, dispneia, bronquite, arritmia, taquicardia.
- Pontos Rim/Baço-Pâncreas: possuem indicações para o tratamento de disfunção renal, prostatismo, hepatite, pancreatite, diabetes, colecistite e colelitíase.
- Ponto Cabeça (A1): está indicado para tratar cefaleia, nevralgia, trigemialgia, paralisia facial, hemiplegia, paralisia, esclerose múltipla, dores em geral.

Observações:

- Se mais de uma zona diagnóstica for encontrada com alteração e se uma delas for a zona diagnóstica do Rim ou do Fígado, agulhar primeiro esses pontos, pois outras áreas alteradas poderão ser neutralizadas.

- O ponto mais importante é o do Rim e está muito relacionado com o estresse.

FREQUÊNCIA DE TRATAMENTO

Deve ser de 2 a 3 vezes por semana.

Nos casos mais graves, pode-se tratar todos os dias.

DURAÇÃO

- Quadro agudo: 20 a 30 minutos, com ou sem eletroestimulação.
- Quadro crônico (ex.: hemiplegia ou paraplegia): 1 hora ou mais.

Obs.: a fisioterapia responde melhor quando realizada com as agulhas.

- Quanto mais cedo for iniciado o tratamento, melhor, quanto mais crônica for a doença, mais demorado será o resultado.
- Quando um tratamento usando pontos da YNSA não se mostrar eficaz, checar o posicionamento da agulha; basta uma pequena manipulação da agulha para corrigir a posição, sem retirada completa.

TIPOS DE ESTÍMULO NOS PONTOS YNSA

Eletroestimulação

Pode-se utilizar aparelhos de eletroacupuntura em frequência baixa: entre 2 e 15 Hz, em estímulo contínuo ou denso-disperso.

Deixar o eletrodo conectado na agulha por 20 a 60 minutos.

A escolha dos pontos para conectar os eletrodos deve ser feita com base na observação de qual é a principal queixa do paciente e realiza-se a ligação de pontos com ações semelhantes.

No tratamento de casos neurológicos, pode-se conectar o ponto do Cérebro na área *Yin* com o ponto do Cérebro na área *Yang*.

No tratamento de dor cervical, pode-se utilizar o ponto básico A7 e conectar com o ponto básico B.

A dificuldade de utilizar a eletroacupuntura na cabeça é de deixar fixas as agulhas no ponto correto com os eletrodos durante todo o tempo da sessão de acupuntura. Se não se tomar esse cuidado, as agulhas acabam saindo e caindo no chão, prejudicando o tratamento.

Fotobiomodulação ou laser de baixa potência

Consiste na aplicação de luz dos lasers e LEDs dentro da janela terapêutica nos comprimentos de onda vermelho (600 a 700 nm) e infravermelho (700 a 1.200 nm), que promovem efeitos de modulação dos processos biológicos e estimulam os pontos de acupuntura. (Figura 1)

Pode ser utilizada em crianças, pacientes com medo de agulhas, com problemas de coagulação ou idade muito avançada.

O tempo de estímulo de cada ponto depende da potência do aparelho de laser. O ideal é estimular pelo menos entre 1 e 2 joules em cada ponto.

TENS (eletroestimulação nervosa transcutânea)

Ajustado de acordo com o nível de tolerância do paciente por 20 minutos.

Shiatsu e massagem

Podem ser aplicados diretamente sobre o ponto YNSA.

Injeções

Infiltração de pequena quantidade de anestésico local (lidocaína ou procaína) ou solução homeopática.

Terapia magnética

Eficiente nos casos simples, podendo ser associada com auriculoacupuntura.

Agulhas semipermanentes

Uso de agulhas subcutâneas permanentes (ou de demora) para tratar paresias e espasmos. O Dr. Yamamoto utiliza dois tipos de agulhas semipermanentes:

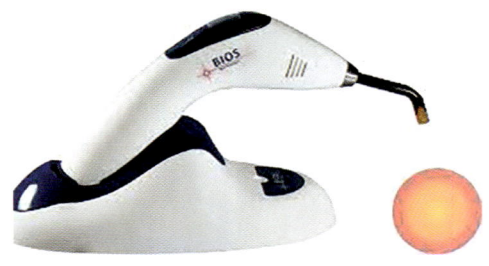

FIGURA 1 Aparelho de fotobiomodulação.

agulhas ASP Original da Sedatelec® (Figuras 2 e 3) ou agulha Pyonex da Seirin®

(diâmetro de 0,15 mm e comprimento de 0,60 mm de cor amarela) (Figura 4).

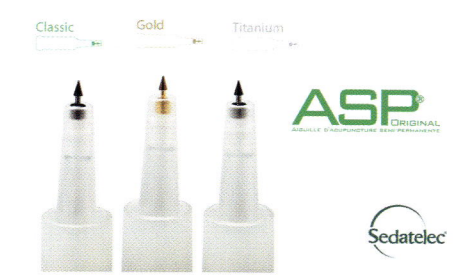

FIGURA 2   Agulhas ASP Original da Sedatelec® (agulhas semipermanentes).

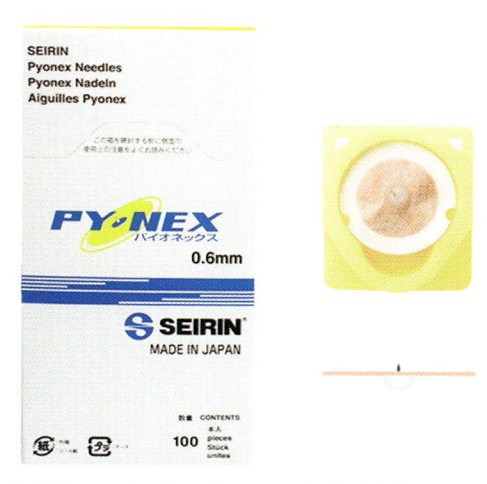

FIGURA 4   Agulha Pyonex da Seirin®.

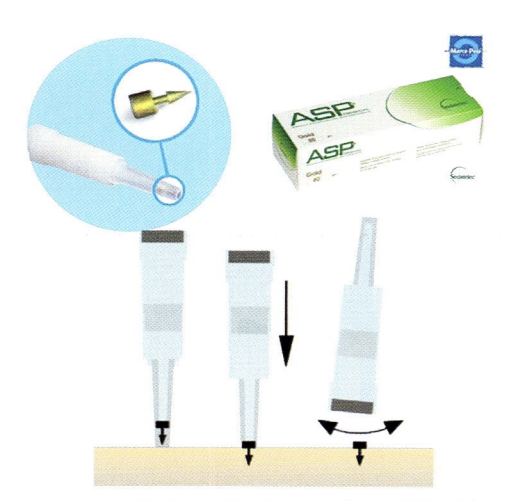

FIGURA 3   Colocação das agulhas ASP Original da Sedatelec® (agulhas semipermanentes).

Somatotopias e pontos complementares

Durante suas pesquisas, o Dr. Yamamoto descobriu, além das áreas já descritas, uma série de somatotopias e os chamados pontos complementares ou novos.

Todas essas áreas têm em comum o fato de serem utilizadas diretamente, sem passar pelo diagnóstico cervical (como as áreas da base e dos órgãos dos sentidos); é a sensibilidade local à palpação que decide a punção.

Além disso, eles raramente são usados sozinhos, mas mais frequentemente em associação com outras zonas com as quais já foram descritos nos capítulos anteriores.

Suas indicações consistem, em sua maioria, em patologias crônicas e/ou recorrentes, muitas vezes complexas e de difícil tratamento. Isso explica por que muitas vezes é necessário deixar as agulhas no local por mais tempo, ou mesmo usar agulhas semipermanentes, muito utilizadas na acupuntura auricular da escola francesa.

Essas somatotopias mais recentes são apresentadas pelo Dr. Yamamoto nas últimas conferências e seminários, provas de sua curiosidade e seu espírito incansável de encontrar novas áreas de tratamento no corpo.

As principais áreas adicionais são as seguintes:

- Somatotopia J e K.
- Somatotopia Sagital Mediana.
- Ponto da Coluna Vertebral.
- Somatotopia Torácica.
- Somatotopia Cervicodorsal.
- Somatotopia Toracolombar.
- Pontos cerebrais na região lombossacral.
- Somatotopia C6-T2.
- Pontos *masterkey* ou "chave mestra".
- Somatotopia Pubiana.
- Ponto extra do Cérebro.
- Ponto Diagnóstico Oral.
- Somatotopia do Ponto Básico I.
- Ponto "Deity"ou Divino
- Ponto Antiespástico.
- Área do músculo sóleo: ponto extra para tratar rigidez dos dedos.
- Área do músculo fibular: ponto extra para tratar rigidez dos dedos.
- Pontos novos para a coluna vertebral.
- Pontos novos na área do maléolo lateral e medial.

SOMATOTOPIA J E K

Inicialmente foram descritos os pontos básicos J e K, que tratam sintomatologias do pé. Tornam-se posteriormente uma verdadeira somatotopia, centrada na linha média do crânio, estendendo-se desde a zona anterior (Yin) dos pontos cerebrais até a zona posterior (Yang) dos pontos cerebrais, com uma dupla representação, em espelho, do corpo inteiro, as duas cabeças tocando-se na altura do ponto VG20 ou DU20 (*Baihui*).

- **Somatotopia J anterior ou Yin**: os pés estão localizados ao lado do ponto Cérebro Yin. A representação esquemática é como se o corpo estivesse deitado de costas sobre o crânio, com os dorsos dos pés para cima de cada lado dos pontos cerebrais anteriores (Figura 1).
- **Somatotopia K posterior ou Yang**: os pés estão localizados ao lado do ponto Cérebro Yang. A representação esquemática é como se o corpo estivesse deitado em decúbito ventral ou de bruços, o que significa que ali se projeta a parte plantar dos pés, de cada lado dos pontos cerebrais posteriores (Figura 1).

Essa somatotopia J e K é indicada no tratamento da dor, paresia e parestesia dos membros. Pacientes com polineuropatia, especialmente diabéticos, podem se beneficiar dela.

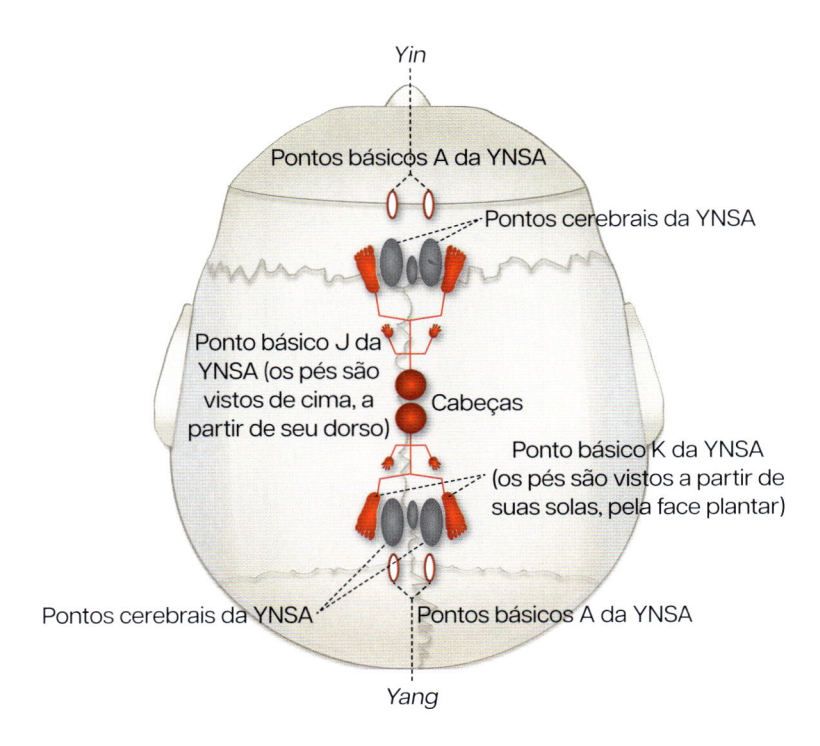

FIGURA 1   Somatotopia J e K.

Ao tratar uma patologia do pé, deve-se lembrar que as dores e parestesias do dorso do pé requerem o agulhamento do ponto J, enquanto as da sola dos pés requerem a punção do ponto K.

Indicações: tratamento de dores, paralisias e parestesias.

SOMATOTOPIA SAGITAL MEDIANA

Esta é uma somatotopia "dupla" (Figura 2): o corpo inteiro é mostrado deitado de costas, próximo à linha média, com a cabeça no nível da linha frontal do cabelo e os pés no nível da linha de implantação occipital.

No sentido contrário e, portanto, deitado de bruços, representa-se todo o corpo, desta vez com a cabeça no nível da sutura lambdoide e os pés no nível dos pontos cerebrais na zona anterior ou *Yin*.

Essa somatotopia possui uma largura total de cerca de 2 cm e é utilizada para o sistema musculoesquelético, tratando dores, paresias, disestesias, bem como distúrbios da vascularização.

Particularmente útil na prática diária é a área localizada no nível do ponto de acupuntura VG20 (*Baihui*), 1 cm lateralmente de cada lado dele. Muitas vezes é eficaz para doenças da coluna lombar.

PONTO DA COLUNA VERTEBRAL

Este ponto da Coluna Vertebral apresentado pelo Dr. Yamamoto em 2009 é uma espécie de "microssomatotopia" para toda a coluna (Figura 3).

Ele está ao lado do ponto do I par dos nervos cranianos, que corresponde ao nervo olfatório que está relacionado ao ponto do Rim, e localizado medialmente a ele, em ambos os lados da linha média.

Pode ser reativo em qualquer patologia da coluna vertebral, independentemente do segmento afetado. Conhecer e testar esse ponto é muito útil em caso de doenças da coluna vertebral.

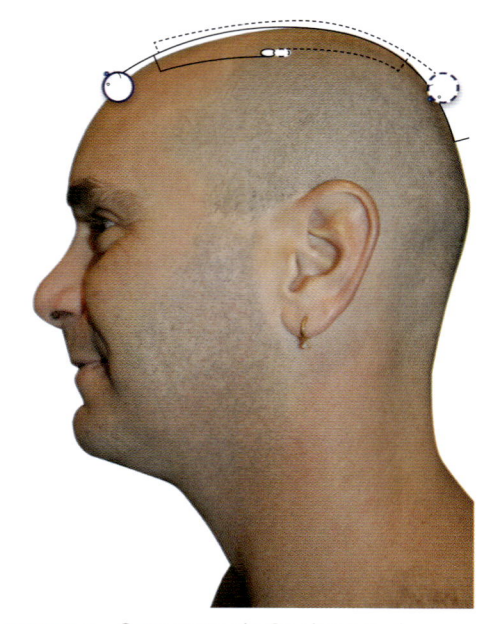

FIGURA 2 Somatotopia Sagital Mediana.

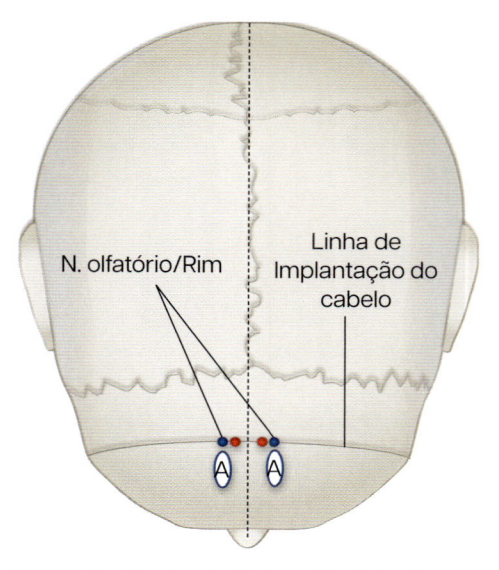

FIGURA 3 Ponto da Coluna Vertebral.

SOMATOTOPIA TORÁCICA

Essa somatotopia possui a representação completa do corpo humano e se distribui ao longo do osso esterno e junto às articulações costais (Figura 4). A posição lembra uma pessoa crucificada.

A cabeça e a coluna cervical projetam-se no nível do manúbrio esternal, o membro superior no nível da primeira costela, a coluna dorsal no nível da 2ª e 3ª costelas, a coluna lombar no nível da 4ª, 5ª e 6ª costelas e finalmente o membro inferior ao longo da parte anterior da 7ª costela.

A indicação essencial é na área da traumatologia: dores traumáticas e pós-traumáticas do sistema musculoesquelético, incluindo as dores pós-operatórias.

Devido à topografia dos pontos dessa somatotopia, é aconselhável ter cautela quanto à profundidade da punção, levando em consideração o risco de pneumotórax.

Uma vez que as agulhas estejam inseridas, o paciente deve se mover o mínimo possível. Além disso, é possível o uso de agulhas semipermanentes (ASP® ou Pyonex), principalmente quando o paciente indica melhora imediata durante a punção.

Normalmente, a agulha é retirada logo em seguida ao tratamento ou fixada com fita adesiva para evitar o deslocamento e a perda da posição da agulha.

Indicação: controle de dores pós-traumáticas e pós-operatórias.

Cuidado: risco de pneumotórax.

SOMATOTOPIA VERTEBRAL CERVICODORSAL

Estende-se topograficamente de C1 a T5 (Figura 5). Todo o corpo é representado em decúbito ventral, como se estivesse deitado de bruços, com as solas dos pés voltadas para cima, na altura do ponto VB20 (*Fengchi*), a cabeça e os pontos cerebrais localizados na altura de T5.

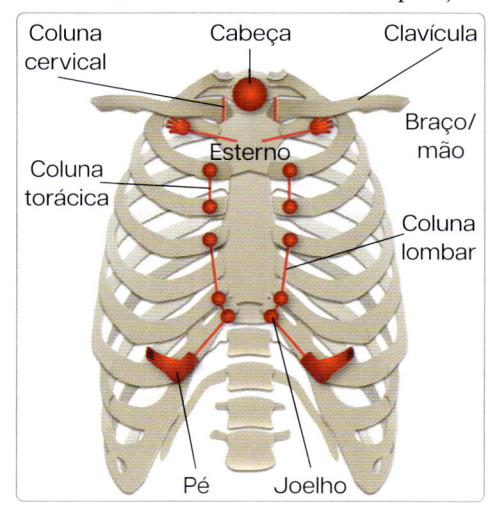

FIGURA 4 Somatotopia torácica.

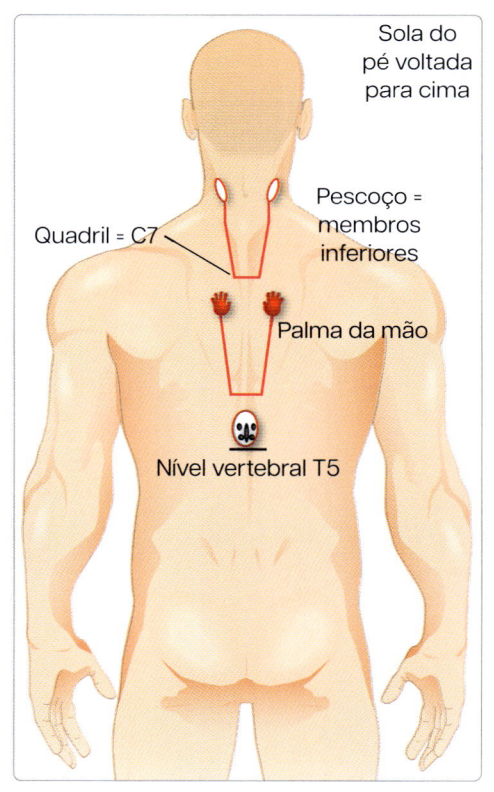

FIGURA 5 Somatotopia Vertebral Cervico-dorsal.

A projeção dos membros inferiores é encontrada em ambos os lados da linha média da coluna cervical; a articulação coxofemoral está no nível de C7. O lado palmar das mãos se projeta no nível de T1, e o ombro no nível de T4.

SOMATOTOPIA VERTEBRAL TORACOLOMBAR

Nesta somatotopia, o corpo inteiro é representado em decúbito dorsal, ou seja, deitado de costas, com o dorso dos pés voltado para cima.

Essa representação se estende de T9 a S1 (Figura 6). A projeção do quadril está em L1. No mesmo nível projeta-se o dorso das mãos.

Esse esquema é, portanto, de certa forma complementar ao anterior. Ambos encontram as suas indicações essenciais relacionadas às dores crônicas do sistema musculoesquelético, bem como às paresias e parestesias.

PONTOS CEREBRAIS NA REGIÃO LOMBOSSACRAL

Os pontos cerebrais (cérebro, cerebelo e gânglio basais) podem ser tratados na região lombossacral, localizados em L5-S1 (Figura 7).

Nos quadros neurológicos é importante a palpação incisiva e profunda. O agulhamento dos pontos cerebrais na região lombar pode ser feito com agulhas semi-

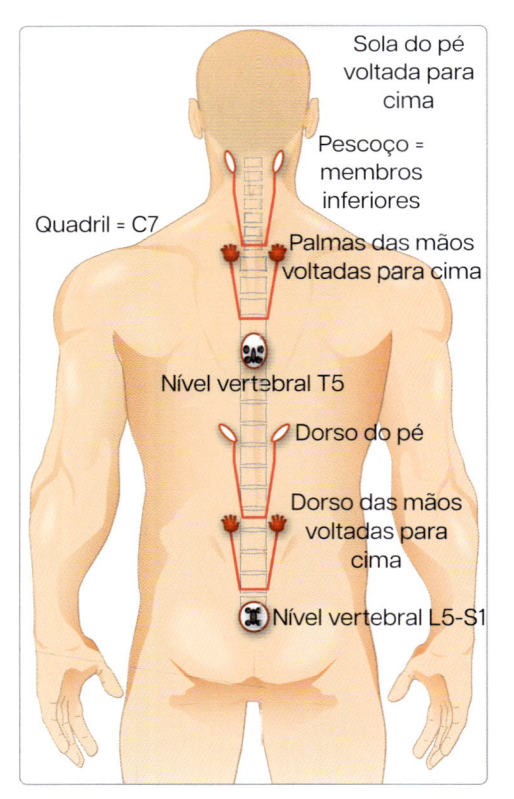

Somatotopia Vertebral Toracolombar.

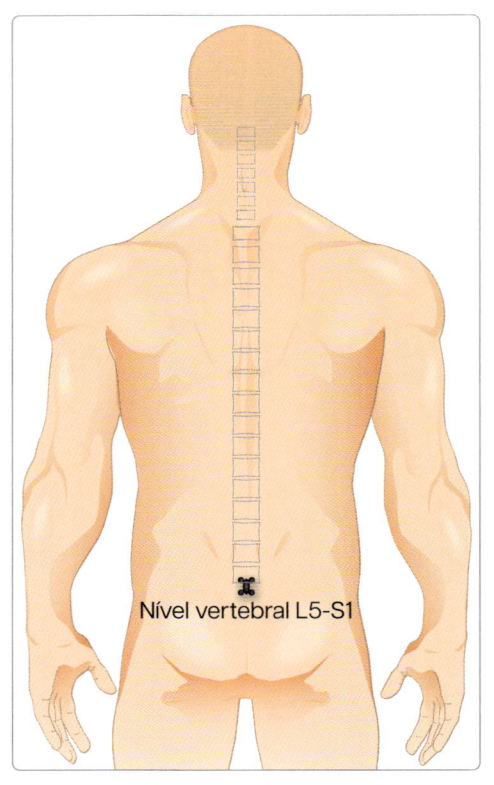

Pontos cerebrais na região lombossacral.

permanentes (ASP®) com mais eficiência nos pontos mais doloridos.

SOMATOTOPIA C6-T2

É um conjunto de três pequenas áreas, localizadas entre os processos espinhosos C6-C7, C7-T1 e T1-T2, a 1 a 2 cm da linha média, de cada lado dela (Figura 8).

A palpação precisa, iniciada na linha média, determinará a localização exata. Essas áreas correspondem à coluna lombar para C6-C7, à coluna dorsal para C7-T1 e à coluna cervical para T1-T2.

Quando essas áreas são dolorosas, são indicadas no tratamento da dor crônica do sistema musculoesquelético. Também podem ser utilizadas no contexto de paresias e parestesias, sendo o agulhamento, nesse caso, realizado contralateralmente.

Cuidado: risco de pneumotórax.

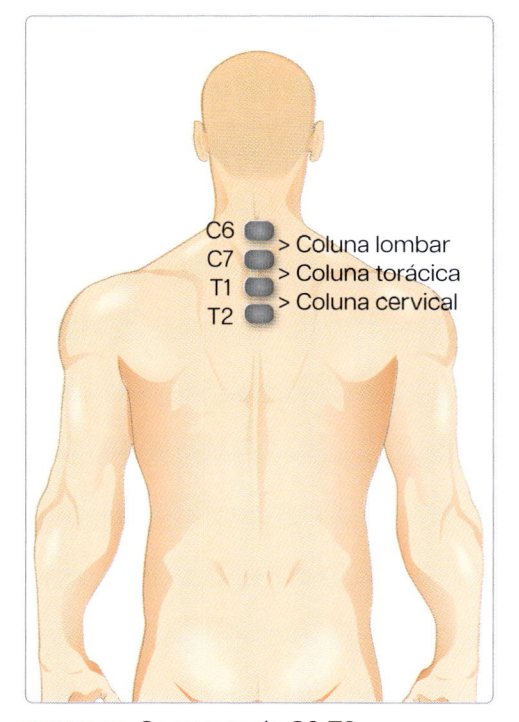

FIGURA 8 Somatotopia C6-T2.

PONTOS *MASTERKEY* OU "CHAVE MESTRA"

Esses pontos são encontrados na posição occipital, onde circundam a primeira vértebra cervical (Figuras 9 e 10).

Ponto *masterkey* para Zumbido

O ponto "Zumbido" está localizado na linha média, logo acima de C1 (Figuras 9, 10 e 11).

Esse ponto é utilizado em complemento à linha de tratamento do zumbido, composto de quatro pontos extras para Zumbido descritos anteriormente.

Ponto para rouquidão

Os pontos de "Rouquidão" estão localizados logo abaixo de C1, em ambos os lados do atlas. São eficazes no tratamento desse sintoma, seja qual for a sua etiologia (Figuras 9, 10 e 11).

Podem ser usados para a melhora de dores de garganta. São particularmente interessantes para pacientes que precisam falar muito (professores, conferencistas, atores etc.), muitas vezes com notável recuperação da voz.

Ponto *masterkey* para metade inferior do corpo

Os pontos da "metade inferior do corpo" estão localizados em ambos os lados da linha média, na altura dos pontos do "Zumbido" (Figuras 9, 10 e 11).

Ponto *masterkey* para metade superior do corpo

Logo acima e verticalmente aos pontos da "metade inferior do corpo" estão os

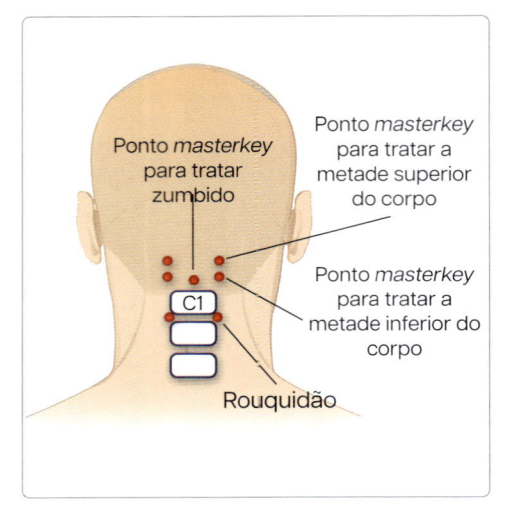

FIGURA 9   Pontos *masterkey* e ponto C1.

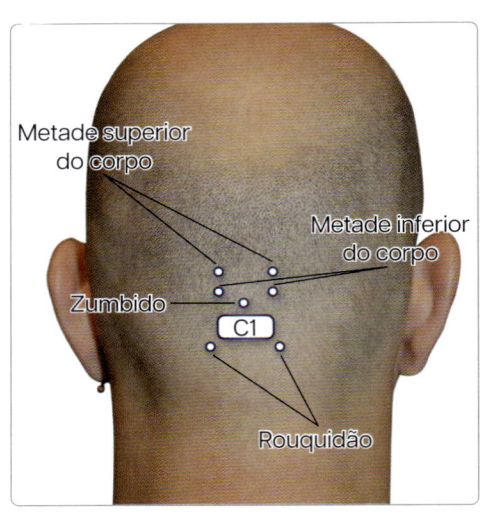

FIGURA 10   Pontos *masterkey* e ponto C1.

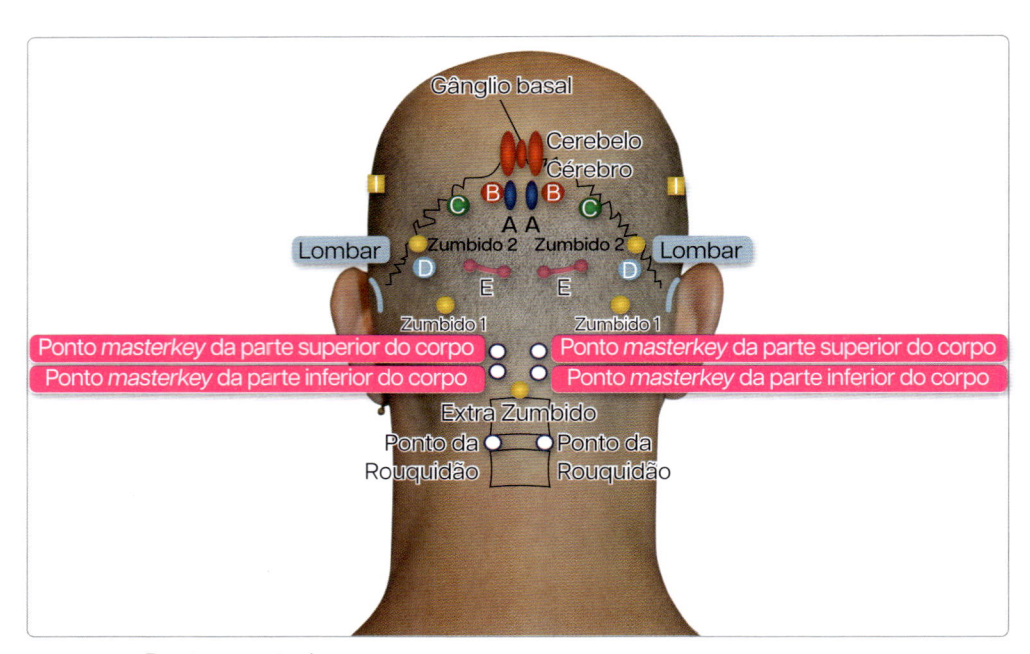

FIGURA 11   Pontos *masterkey*.

pontos da "metade superior do corpo" (Figuras 9, 10 e 11).

Esses pontos são muito importantes no tratamento de dores crônicas e persistentes no sistema musculoesquelético, bem como nas paresias e paralisias; eles são mais frequentemente associados aos pontos básicos e/ou à Somatotopia J e K.

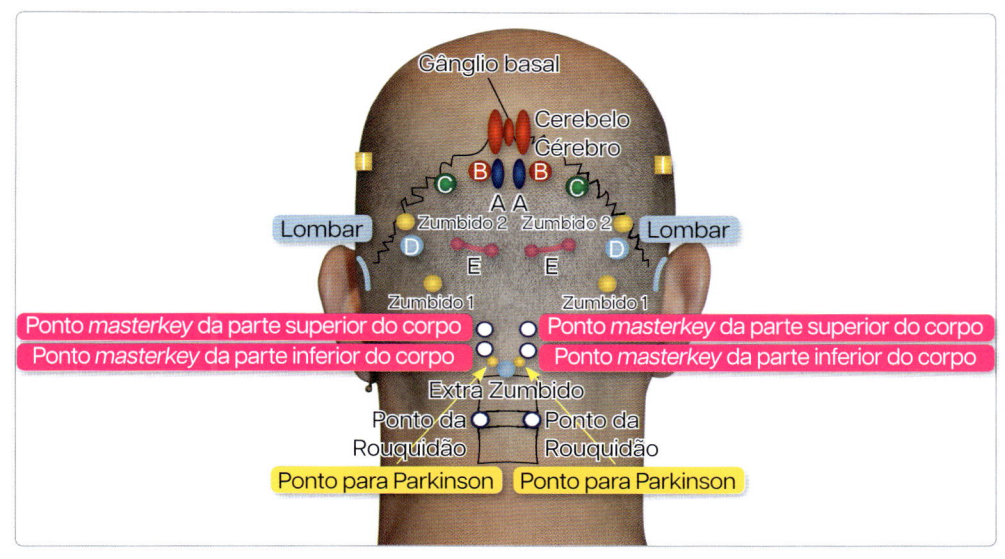

FIGURA 12 Pontos *masterkey* para Parkinson.

Nos sintomas dolorosos são agulhados ipsilateralmente, enquanto no caso de paresia, eles são perfurados contralateralmente.

Esses pontos possuem rápida ação e elevada eficácia e podem ser usados isolados ou associados aos pontos da YNSA.

Ponto C1

Finalmente, o Dr. Yamamoto descreveu um ponto "C1", que corresponde ao ponto VG16 (*Fengfu*) (Figuras 9, 10 e 11).

Em caso de dor crônica do sistema musculoesquelético, paresia ou parestesia, é necessário pesquisar, durante a anamnese, a noção de trauma, mesmo que seja antigo.

Nesse caso, de fato, esse ponto é muitas vezes fortemente reativo e doloroso à palpação, e sua punção traz um alívio muito rápido e até imediato.

Ponto *masterkey* para Parkinson

Esse foi o último ponto *masterkey* descrito pelo Professor Yamamoto.

Está localizado na região occipital, entre o ponto *masterkey* da extremidade inferior e o ponto *masterkey* para Zumbido (Figura 12).

SOMATOTOPIA PUBIANA

A somatotopia pubiana está localizada na borda superior do púbis (Figura 13). É composta pelas mesmas zonas que os pontos básicos: A, B, C, D e E, bem como pelos pontos cerebrais que foram descritos na cranioacupuntura.

No entanto, existe apenas um ponto A, com todos os outros sendo, como no nível craniano, dispostos simetricamente em relação à linha média.

Diretamente abaixo da área A estão os pontos cerebrais.

Localização: na borda superior da sínfise púbica.

Indicações:

- Hemiplegia.
- Tratamentos refratários.
- Quando a craniopuntura não responde ao tratamento.

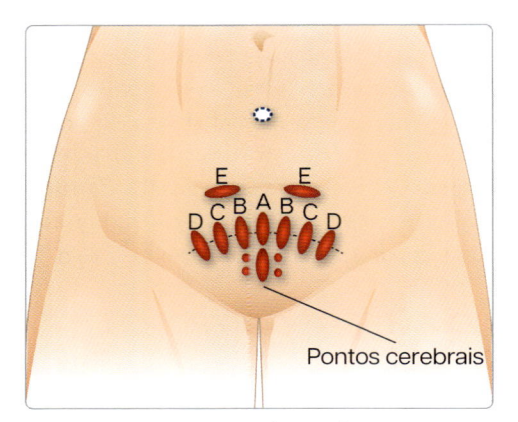

FIGURA 13   Somatotopia Pubiana.

As indicações são idênticas às das áreas com o mesmo nome no nível craniano, mas com uma especificidade: essa somatotopia é utilizada no caso de patologia muito crônica, resistente à terapêutica, ou mesmo quando a utilização de Somatotopia Craniana não permite obter progressos por mais tempo, como acontece no caso de hemiplegia ou síndrome de dor muito crônica, por exemplo.

Recomenda-se o uso de agulhas semipermanentes (ASP®) para melhorar os efeitos e a eficácia.

PONTO EXTRA DO CÉREBRO

O ponto extra do Cérebro está localizado na linha mediana na região frontal, entre os pontos sensoriais do nariz e da boca (Figura 14).

É utilizado para as doenças neurológicas e quando os pontos cerebrais estão sensíveis na palpação diagnóstica do braço.

Esse ponto pode ser utilizado sozinho ou com os pontos cerebrais (Cérebro, Cerebelo e Gânglios Basais).

As indicações são as mesmas dos pontos cerebrais.

Esse ponto extra do Cérebro coincide com o Sagrado Ponto Bindi (também conhecido como *Kumkum, mangalya, tilak, sindhoor,* entre vários outros nomes), que é uma maquiagem utilizada na testa pelas mulheres indianas. O termo é derivado da palavra *Bindu,* que em sânscrito significa ponto.

Normalmente é um ponto vermelho feito com Vermilion (sulfato de mercúrio vermelho brilhante finamente pulverizado). Considerado o símbolo sagrado de Uma ou Parvati, o Bindi simboliza a força feminina (*Shakti*) e acredita-se que proteja as mulheres e seus maridos.

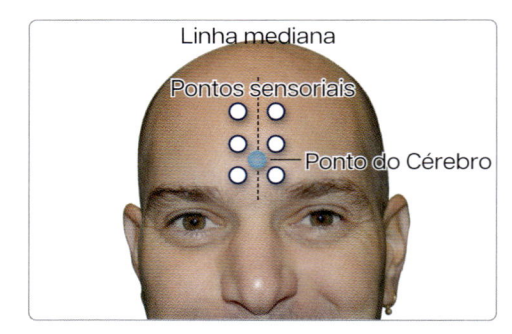

FIGURA 14   Ponto extra do Cérebro.

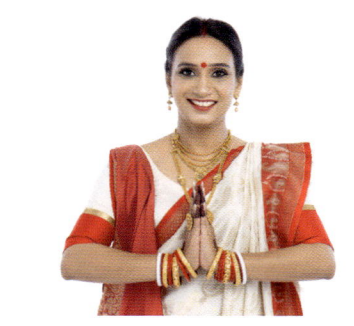

FIGURA 15   Sagrado Ponto Bindi.
Fonte: istockphoto.com.

PONTO DE DIAGNÓSTICO ORAL

Uma nova área de diagnóstico na cervical descrita pelo Dr. Yamamoto é o ponto de Diagnóstico Oral, que está situado entre a articulação do esterno e a clavícula em frente ao músculo esternocleidomastóideo (Figura 16).

Esse ponto mostra-se sensível e positivo à palpação, se a queixa do paciente for secundária a distúrbios dentários ou orais ou da articulação temporomandibular (ATM).

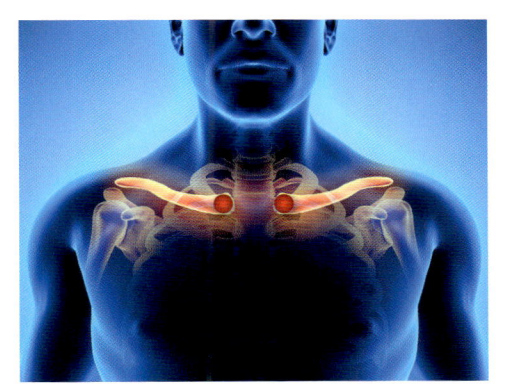

Para o tratamento pode-se utilizar o ponto da Boca na área sensitiva ou pontos localizados numa área medial abaixo do ponto básico E12 que e stá próximo da sobrancelha (Figura 17). Fica entre os pontos B2 (*Zanzhu*) e B1 (*Jingming*). São descritos como ponto Oral da parte superior e inferior do corpo.

SOMATOTOPIA DO PONTO BÁSICO I

Essa somatotopia surgiu quando o Dr. Yamamoto observou que alguns casos de dores ou problemas nas mãos melhoraram quando ele agulhava o ponto básico I.

Ele imaginou que o ponto C9 (que corresponde à mão e todo o braço) pudesse ser representado e refletido a 180° na parte posterior, coincidindo com o ponto I (Figura 18).

O Dr. Yamamoto foi estruturando pouco a pouco essa Somatotopia I através da prática clínica diária com seus pacientes.

A Somatotopia I está localizada ao redor da orelha. Abaixo do lóbulo da orelha está a região da cabeça e representa a área cerebral.

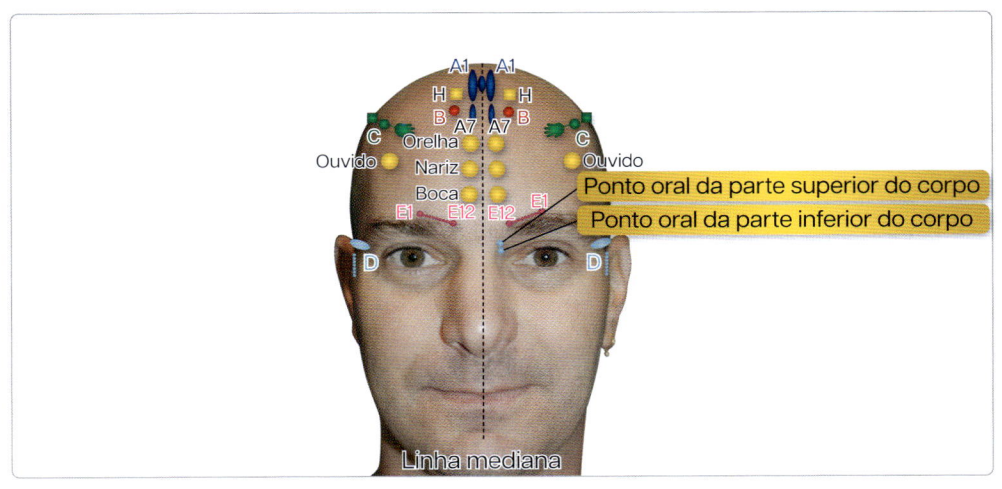

FIGURA 17   Ponto Oral da parte superior e inferior do corpo.

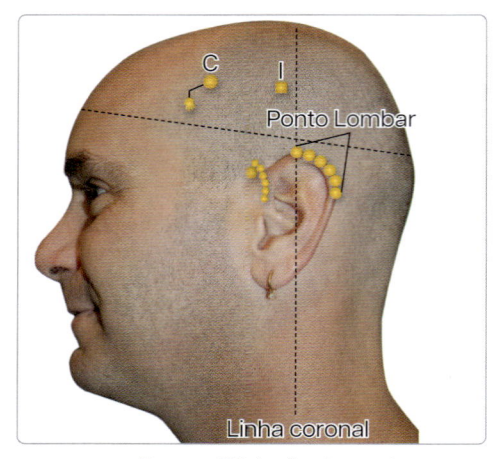

FIGURA 18 Ponto C9 (mãos) sendo representado pelo ponto I.

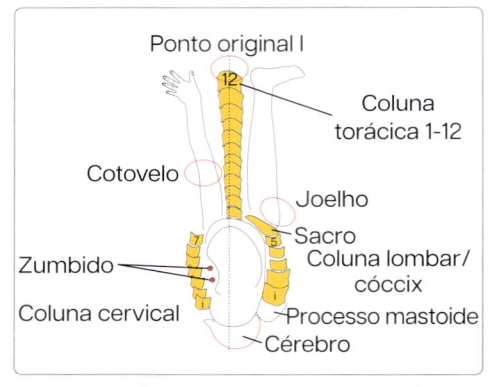

FIGURA 19 Somatotopia do ponto básico I.

Na frente do trago há a representação da coluna cervical (C1 a C7); acima do ápice da orelha há a representação da coluna torácica (T1 a T12); e atrás da orelha há a coluna lombar (L1 a S4). A área de L1 está um pouco acima do processo mastoide e T1 está próxima do ápice da orelha (Figuras 19 e 20).

O membro superior está na região anterior e o membro inferior está na região posterior da representação da coluna torácica. A área da mão coincide com o ponto I e a área do ombro está próximo do ápice da orelha. O joelho está na região posterior da orelha, um pouco acima da área sacral dessa Somatotopia I. Na região do trago são descritos dois pontos extras para tratar zumbido (Figuras 19 e 20).

O estímulo dos pontos nessa Somatotopia I acaba gerando reações eficazes para o alívio da dor e paralisia. Deve ser usado depois de verificar as áreas de diagnóstico YNSA do braço, cervical ou abdominal. É importante palpar o ponto exato que é mais doloroso antes de se realizar o agulhamento ou qualquer outro estímulo de tratamento.

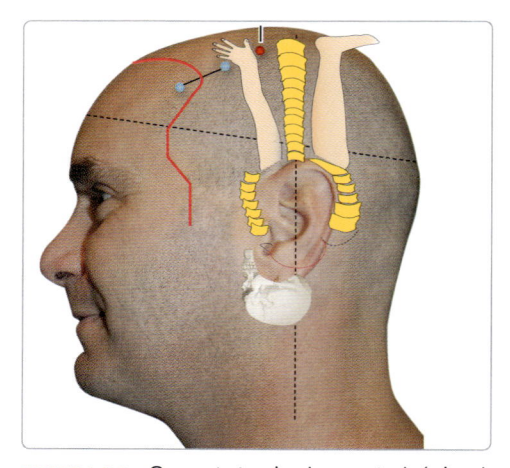

FIGURA 20 Somatotopia do ponto básico I.

PONTO "DEITY" OU PONTO DIVINO

Ponto localizado na intersecção da linha que parte do ponto básico B e cruza com uma linha vertical que parte na frente da orelha (Figuras 21 e 22).

É um ponto muito doloroso na palpação e é indicado para cólicas menstruais e dores crônicas em geral.

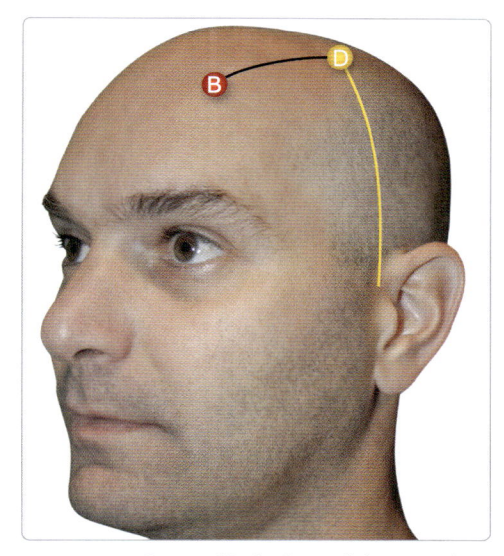

FIGURA 21 Ponto "Deity" ou divino na vista lateral.

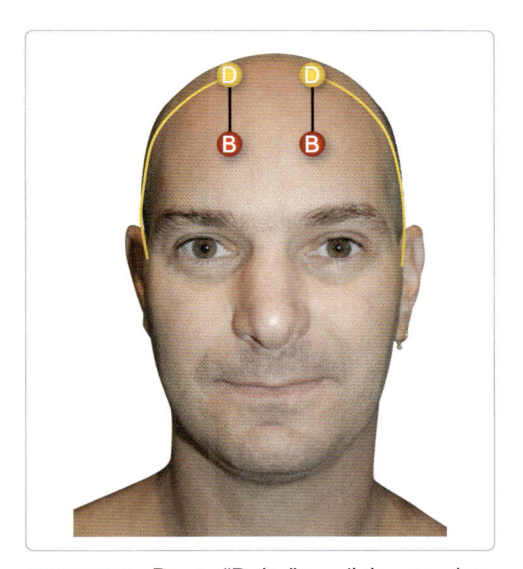

FIGURA 22 Ponto "Deity" ou divino na vista frontal.

PONTO ANTIESPÁSTICO

Está localizado no meio da prega de flexão da articulação metatarsofalângica do 2º dedo (Figura 23).

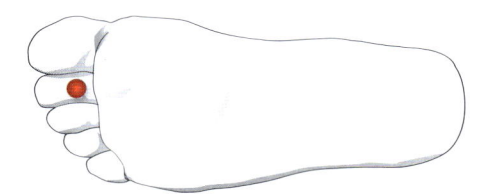

FIGURA 23 Ponto antiespástico – localizado na base articular do 2º dedo do pé.

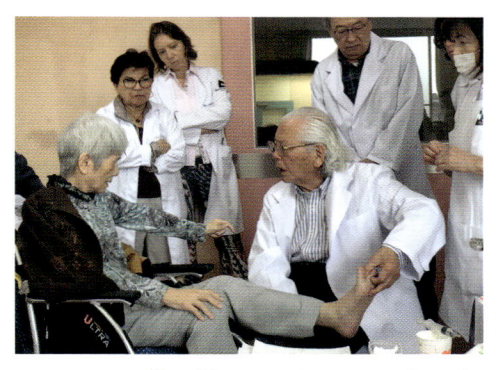

FIGURA 24 Dr. Yamamoto encontrando e testando o ponto antiespástico na paciente.

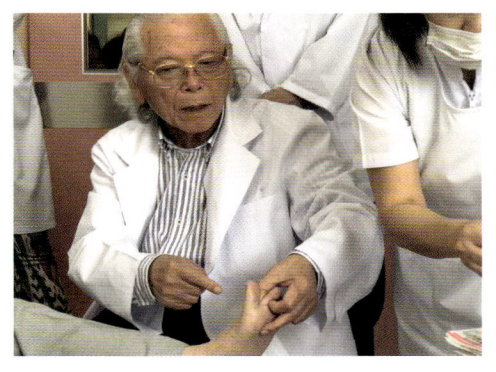

FIGURA 25 Dr. Yamamoto encontrando e testando o ponto antiespástico na paciente.

Como o próprio nome sugere, esse ponto é utilizado em caso de espasticidade, seja qual for a etiologia. É eficaz em caso de estimulação prolongada, o que torna imprescindível o uso de agulhas semipermanentes (ASP® ou Pyonex).

Uma vez colocada, essa agulha é deixada *in situ* até cair sozinha. Dada a localização, é preciso estar particularmente atento: ao menor sinal de inflamação, a agulha deve ser removida e a área desinfetada e monitorada.

A experiência clínica parece mostrar que existe um ponto semelhante na mão, no meio da prega de flexão da articulação metacarpofalângica do dedo indicador. Esse ponto é indicado em casos de distúrbios espásticos da mão, como os que podem ocorrer após lesões traumáticas ou acidentes cerebrovasculares. Aqui também as agulhas semipermanentes (ASP ou Pyonex) são de grande ajuda, com as mesmas regras de monitoramento.

ÁREA DO MÚSCULO SÓLEO: PONTO EXTRA PARA TRATAR RIGIDEZ DOS DEDOS

Esse ponto Sóleo, como o próprio nome sugere, está na área localizada no músculo sóleo, em sua parte distal, imediatamente à frente do tendão de Aquiles (Figura 26), entre os pontos R3 (*Taixi*) e R7 (*Fuliu*).

Essa área é muito útil para o tratamento de várias patologias da mão: dedos rígidos, paresia, formigamento dos dedos e mão com alteração reumatológica. Ajuda no movimento do dedo indicador fazer o sinal de número um (Figura 28).

O ponto exato para cada dedo dentro dessa área maior deve ser palpado antes do agulhamento. Com a palpação, muitas vezes encontram-se vários pontos reativos que deverão ser todos puncionados. Quanto mais tempo permanecer a agulha estimulando o ponto, melhor a eficácia, o que explica o uso frequente de agulhas semipermanentes (ASP® ou Pyonex).

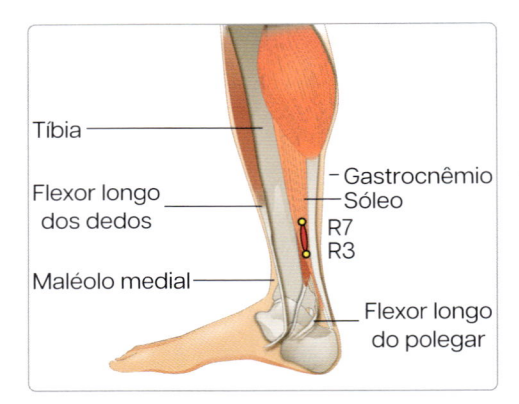

FIGURA 26 Representação da área do músculo sóleo, o ponto localiza-se entre R3 e R7.

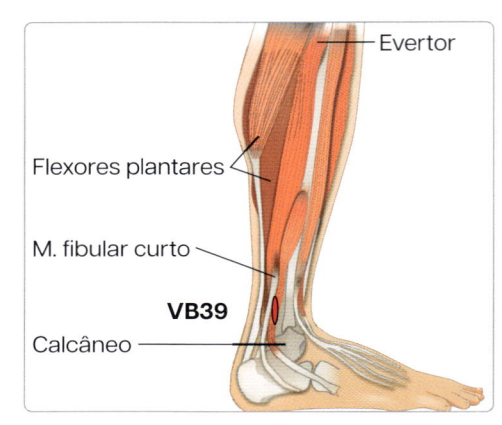

FIGURA 27 Representação da área do músculo sóleo, o ponto localiza-se entre R3 e R7.

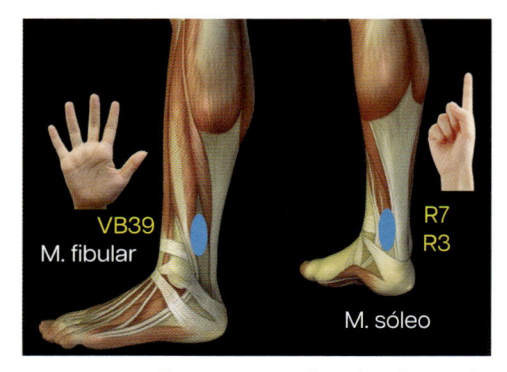

FIGURA 28 Representação da área do músculo fibular e do músculo sóleo.

Na prática, ao agulhar essa área, a fisioterapia e/ou terapia ocupacional das mãos torna-se mais fácil e eficaz.

ÁREA DO MÚSCULO FIBULAR: PONTO EXTRA PARA TRATAR RIGIDEZ DOS DEDOS

Esse ponto Fibular, como o próprio nome sugere, está na área localizada no músculo fibular curto, na parte externa na perna e em sua parte distal, imediatamente à frente do tendão de Aquiles (Figura 27), em uma área que corresponde ao ponto VB39 (*Xuanzhong*).

Essa área é muito útil para ajudar no alongamento dos dedos da mão, pois facilita o movimento da abertura da palma da mão (Figura 28).

O ponto exato para cada dedo dentro dessa área maior deve ser palpado antes do agulhamento. Com a palpação, muitas vezes encontram-se vários pontos reativos que deverão ser todos puncionados. Quanto mais tempo a agulha permanecer estimulando o ponto, melhor a eficácia, o que explica o uso frequente de agulhas semipermanentes (ASP® ou Pyonex).

Para a queixa de dor na mão pode-se agulhar do mesmo lado, e se for de origem neurológica, agulha-se contralateralmente.

Na prática, ao agulhar essa área, a fisioterapia e/ou terapia ocupacional das mãos torna-se mais fácil e eficaz.

PONTOS NOVOS PARA A COLUNA VERTEBRAL

Dr. Yamamoto descreve pontos novos para o tratamento de dores nas regiões lombar, torácica e cervical.

Os pontos estão localizados ao lado dos pontos sensoriais com a representação das áreas da coluna vertebral de maneira invertida em relação à anatomia.

Ao lado de cada ponto sensorial existem dois pontos que tratam dores na região da coluna (Figuras 29 e 30).

Ao lado do ponto do Olho na parte medial (interna) e um pouco acima dele há a área da região lombar.

Ao lado do ponto do Nariz na parte medial (interna) e um pouco acima dele há a área da região torácica.

Ao lado do ponto da Boca na parte medial (interna) e um pouco acima dele há a área da região cervical.

Esses pontos podem ser utilizados como um microssistema que representa as áreas da coluna vertebral e têm indicação para o tratamento de dores, podendo ser usados isolados ou complementando o tratamento dos pontos básicos (A, B, E, D, D1 a D6, H e I). O efeito se torna mais efetivo quando se encontra, através da palpação, o ponto mais sensível e doloroso.

Em uma linha vertical entre os pontos B2 (*Zhanzhu* – localizado na extremidade medial da sobrancelha) e B1 (*Jingming* – no canto interno do olho, perto da borda medial da órbita) há a representação da área cervical no ponto B2, a área lombar no ponto B1 e entre essas duas áreas há a representação da área torácica (Figura 31).

Nesses pontos podem ser utilizadas agulhas de acupuntura normais (0,25 x 40 mm ou 0,25 x 15 mm) ou as agulhas semipermanentes (ASP® ou Pyonex). A palpação para encontrar o ponto mais sensível antes de colocar a agulha é muito importante.

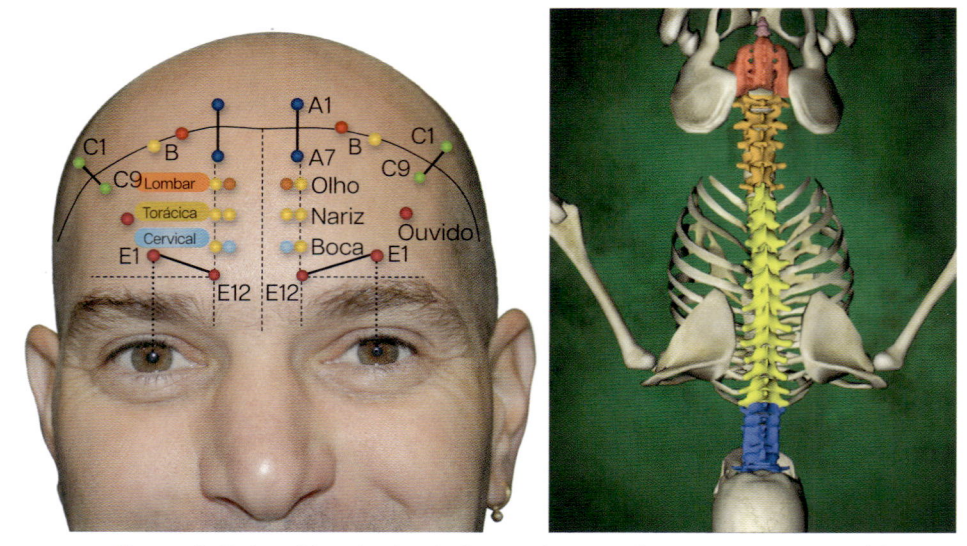

FIGURA 29   Ponto da Coluna Vertebral ao lado e na área medial dos pontos sensoriais.

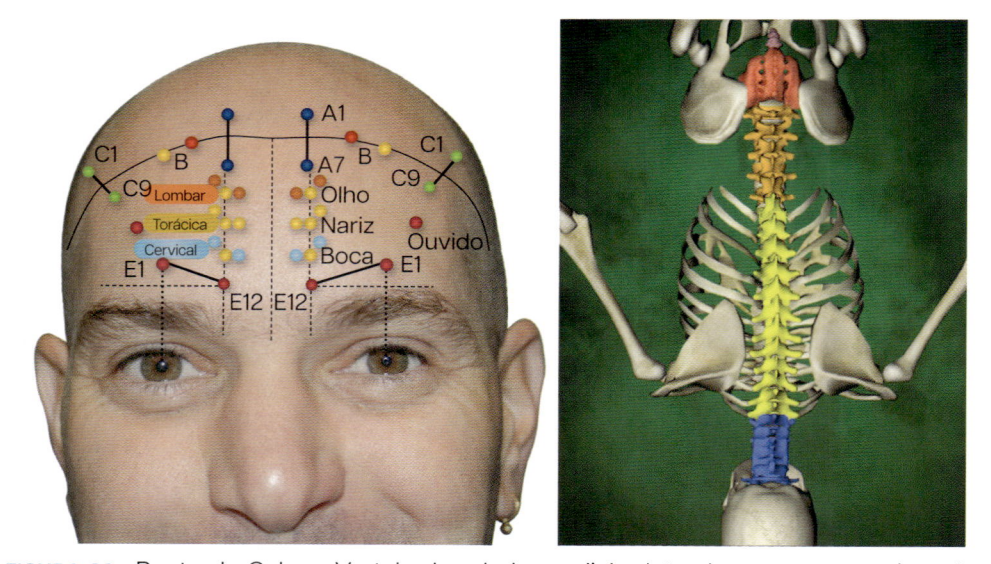

FIGURA 30   Ponto da Coluna Vertebral ao lado medial e lateral e um pouco acima dos pontos sensoriais.

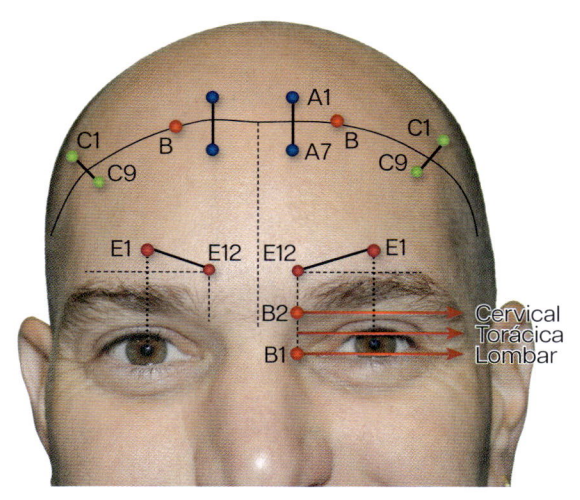

FIGURA 31 Ponto da Coluna Vertebral em uma linha vertical entre os pontos B2 (*Zhanzhu*) e B1 (*Jingming*).

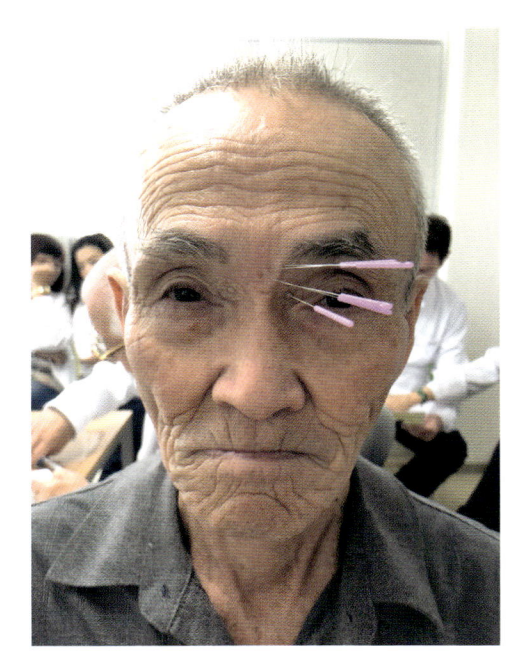

FIGURA 32 Agulhamento para o tratamento de lombalgia.

PONTOS NOVOS NA ÁREA DO MALÉOLO LATERAL E MEDIAL

Nos últimos anos, Dr. Yamamoto começou a pesquisar pontos na área dos pés e descobriu que na parte mais saliente do maléolo medial existe a representação do cérebro da região frontal e na parte mais saliente do maléolo lateral existe a representação do cérebro da região occipital.

Na área interna do pé, abaixo do maléolo medial, temos a representação anterior do corpo todo, começando com o membro superior, tronco e membro inferior (Figura 33).

Na área lateral do pé, abaixo do maléolo lateral, temos a representação dorsal do corpo todo, começando com o membro superior, tronco e membro inferior (Figura 33).

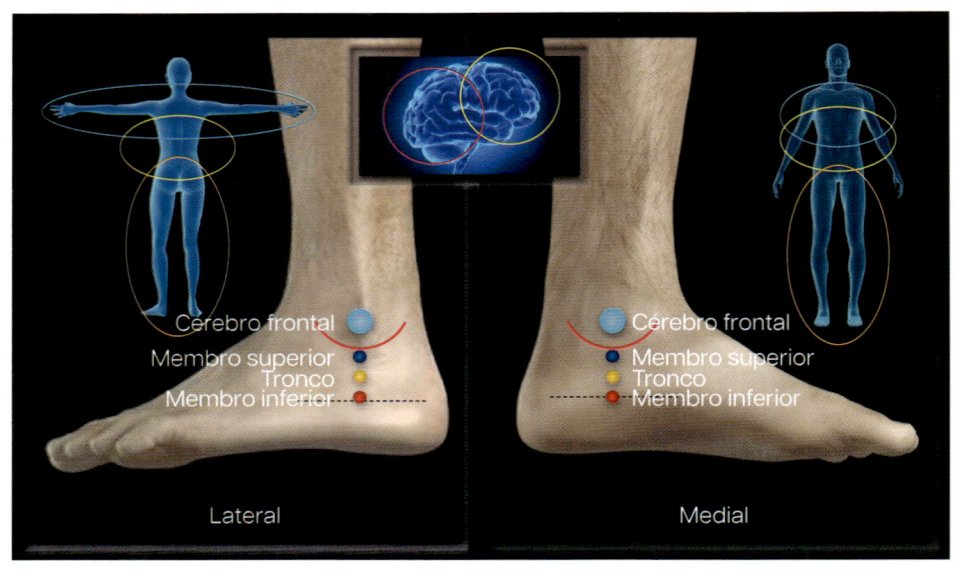

FIGURA 33 Maléolo lateral e medial: representação do cérebro, membro superior, tronco e membro inferior.

Deve-se pesquisar sempre a área mais sensível e dolorosa antes de realizar o agulhamento.

Uma outra somatotopia que o Dr. Yamamoto descreveu ao redor do maléolo é muito semelhante à técnica punho-tornozelo.

Ao redor da borda do maléolo medial existem três zonas:

- Zona 1: Coração/Rim (*Shao Yin*).
- Zona 2: Pericárdio/Fígado (*Jue Yin*).
- Zona 3: Pulmão/Baço Pâncreas (*Tae Yin*).

Ao redor da borda do maléolo lateral existem outras três zonas:
- Zona 4: Intestino Grosso/Estômago (*Yang Ming*).

- Zona 5: Triplo Aquecedor/Vesícula Biliar (*Shao Yang*).
- Zona 6: Intestino Delgado/Bexiga (*Tae Yang*).

Seguem a distribuição dos seis canais unitários da MTC e com as mesmas indicações clínicas de tratamento. A diferença é que o agulhamento é realizado em uma região ao redor do maléolo, podendo utilizar agulhas de acupuntura normais (0,25 x 40 mm ou 0,25 x 15 mm) ou as agulhas semipermanentes (ASP® ou Pyonex). A palpação para encontrar o ponto mais sensível antes de colocar a agulha é fundamental.

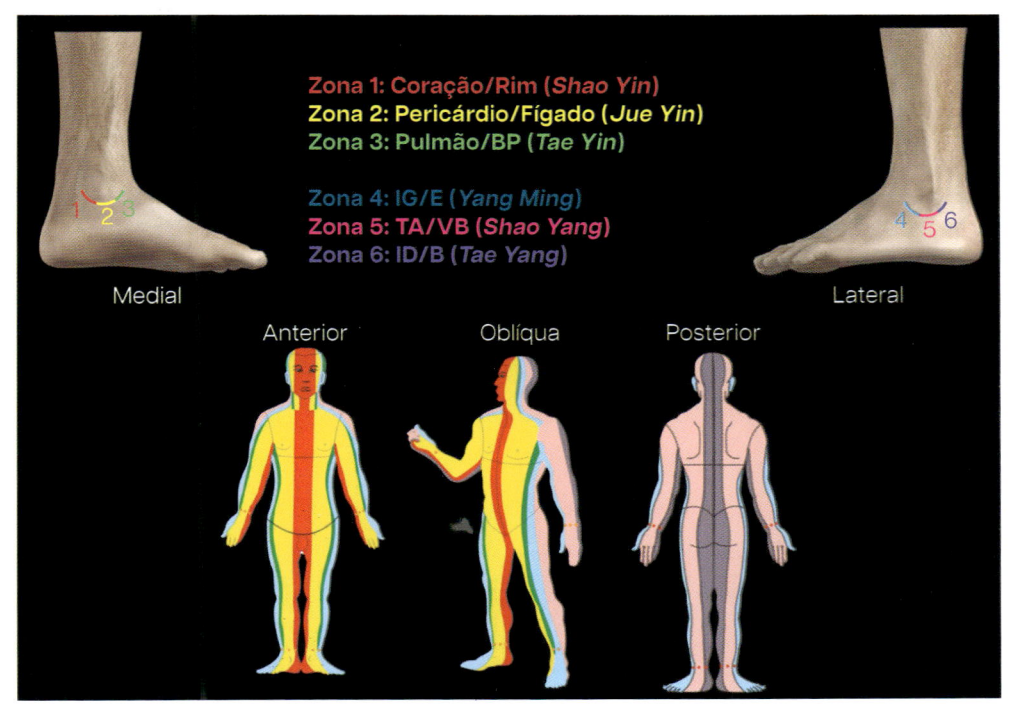

FIGURA 34 Maléolo lateral e medial: representação de seis zonas de tratamento.

Como realizar uma sessão completa de acupuntura com YNSA

Uma regra absoluta na acupuntura: trabalhe com calma!

A sala de atendimento deve ser regularmente ventilada, bem aquecida nos dias frios, acompanhada, se possível, por uma música ambiente discreta e relaxante.

A sessão de acupuntura não deve ser perturbada por ruídos de fundo, como toque de telefone. Tudo deve contribuir para a boa concentração do praticante, bem como para o relaxamento do paciente.

A sessão pode ser realizada com o paciente deitado ou sentado, dependendo dos pontos a serem puncionados e da sensibilidade dele.

Lembre-se que em alguns casos, a primeira sessão deve ser feita em decúbito, para evitar desmaios ou mal-estar.

FASE DE DIAGNÓSTICO

Após a especificação do diagnóstico alopático para triagem de eventuais "não indicações", vem a fase diagnóstica específica do tratamento com acupuntura.

O elemento fundamental é a anamnese. Um interrogatório específico com as queixas atuais do paciente, seus antecedentes – principalmente traumáticos –, os

sintomas crônicos, a característica completa da queixa principal do paciente, a avaliação da dor (descrição completa: início, local, tipo, intensidade, fatores de melhora e piora), os tratamentos já realizados e seus resultados, a medicação em uso, sem esquecer nenhum sintoma psicológico (distúrbios do sono, irritabilidade, depressão, ansiedade...).

Essa anamnese deve ser repetida no início de cada atendimento, para avaliar a evolução e a eficácia do tratamento (efeito da sessão anterior, extensão e duração da melhoria, sintomas atuais, estado físico e mental geral).

Não se deve esquecer que a ingestão regular de analgésicos potentes, corticosteroides a longo prazo ou mesmo antidepressivos pode interferir no tratamento com acupuntura, exigindo maior número de sessões e, muitas vezes, com retardo no início da eficácia; o paciente deve ser avisado.

Em seguida, vem a fase de busca de pontos. A regra é simples: nada de detectores elétricos, o dedo (indicador ou polegar) é o único instrumento válido, que, por palpação, encontrará os pontos. É importante desenvolver, com muita prática, a sensibilidade na ponta do dedo para sentir o local exato do ponto.

No nível dos pontos cervicais para realizar os diagnósticos, utiliza-se a polpa do polegar (palpação suave), enquanto no nível dos pontos terapêuticos, utiliza-se a ponta do polegar com o apoio da unha para uma palpação mais firme.

A palpação será feita com pequenos movimentos circulares durante os quais o dedo desliza sobre a área a ser explorada, para não perder nenhum ponto reativo.

Em uma primeira etapa, os pontos básicos, os pontos sensoriais ou dos órgãos dos sentidos, os pontos cerebrais, bem como as somatotopias complementares podem ser palpados e agulhados diretamente, sem passar pelo diagnóstico cervical, pensando apenas na função específica de cada ponto.

Para o tratamento de dor, o agulhamento pode ser realizado do mesmo lado do sintoma.

O lado a ser examinado prioritariamente é definido pela pesquisa no ponto IG4 (*Hegu*) da mão, com palpação bilateral e simultânea desse ponto de acupuntura. É importante determinar o lado mais sensível, endurecido ou tenso sentido pelo paciente; nesse caso, diz-se que o teste é positivo. O lado alterado (direito ou esquerdo) deve ser examinado e puncionado primeiramente nos pontos da YNSA.

Observação: no início, o Dr. Yamamoto palpava o ponto IG4 para as condições supradiafragmáticas e examinava o ponto do Rim da palpação diagnóstica cervical para condições infradiafragmáticas, porém, nos últimos anos, só utilizava o ponto da mão (IG4) para determinar a lateralidade.

Em seguida, deve-se realizar a palpação diagnóstica do braço, pesquisando os pontos: Cervical, Torácico, Lombar, Cérebro, Cerebelo, Gânglios Basais e Olécrano. Então, deve-se tratar os pontos sensíveis com os seus respectivos pontos de tratamento.

O uso de pontos Y e/ou pontos de nervo craniano requer diagnóstico cervical e/ou abdominal prévio específico para a YNSA, que determina os pontos que devem ser puncionados, sabendo que, logo que o agulhamento tenha sido realizado, é imperativo retomar o diagnóstico cervical com duplo objetivo: verificar a "extinção" dos pontos anteriormente reativos e procurar possíveis novos pontos reativos, "desmascarados" pela punção. Esse procedimento deve ser repetido até o desaparecimento completo de qualquer ponto cervical reativo.

Tudo isso pode parecer trabalhoso e difícil. No início, pode ser assim nos pacientes com doenças crônicas e complexas. Porém, com a experiência palpatória adquirida com muito treino e prática, toda essa pesquisa diagnóstica pode ser realizada rapidamente.

Além disso, a experiência mostra que, no caso de patologias crônicas, são os pontos cervicais, pontos Y e/ou pontos dos nervos cranianos correspondentes ao Rim e ao Fígado os mais frequentemente reativos; podemos começar por eles, o que por vezes acaba sendo suficiente.

FASE TERAPÊUTICA

O ponto ou pontos necessários para o tratamento serão procurados e na maioria das vezes encontrados ipsilaterais, exceto no caso de patologia neurológica, porque a punção geralmente é realizada contralateralmente.

Além de qualquer consideração teórica, uma regra simples, mas absoluta: apenas os pontos reativos são agulhados. É necessário não perder nenhum deles; aí reside todo o segredo do método.

Quando o ponto correto é palpado, não é apenas doloroso, mas também dá ao examinador uma impressão muito localizada de endurecimento, semelhante a um pequeno corpo estranho sob a pele (fenômeno do grão de areia). É essa associação de dor + endurecimento que é essencial para o diagnóstico.

É, na maioria das vezes, com o apoio da unha do polegar, que desliza sobre a zona a explorar, sem nunca perder o contato com a pele, que se identificam os pontos reativos. Teremos a garantia de não faltar nenhum, se assim procedermos corretamente.

A duração da sessão é, em média, de 20 a 30 minutos, por vezes mais de 1 hora, sobretudo no caso de doença neurológica.

O número de sessões necessárias e sua frequência são difíceis de delinear. No caso de uma patologia aguda, uma única sessão às vezes é suficiente, enquanto uma condição crônica e complexa pode exigir um grande número, na maioria das vezes pelo menos 10 sessões. Podem ser realizadas de 2 a 3 sessões semanais no início do tratamento e, posteriormente, 1 vez por semana.

Se o tratamento com YNSA for ineficaz, a primeira consideração deve ser a posição incorreta da agulha; às vezes uma fração de milímetro pode mudar tudo. As agulhas podem ser facilmente manuseadas, sem a necessidade de removê-las.

Por último, a Cranioacupuntura de Yamamoto pode ser perfeitamente combinada com outras modalidades terapêuticas: acupuntura sistêmica, acupuntura auricular, fisioterapia, medicação alopática, agulhas semipermanentes.

Em resumo, uma sessão YNSA ocorre da seguinte forma:

Diagnóstico alopático/pesquisa por "não indicações"
↓
Anamnese (a realizar no início de cada consulta)
↓
Palpação do IG4 (*Hegu*) para determinar a lateralidade
↓
Palpação diagnóstica no braço
↓
Palpação/punção de pontos básicos e pontos cerebrais
↓
Diagnóstico cervical para pontos Y e dos nervos cranianos
↓
Palpação/punção dos pontos Y e dos nervos cranianos
↓
Diagnóstico do controle cervical: fenômenos de "extinção"
↓
Adição/modificação da estratégia de punção, se necessário
↓
Palpação/possível punção de ponto(s) complementar(es)/somatotopia(s)
↓
Palpação do IG4 (*Hegu*) sem dor

Algumas dificuldades frequentemente encontradas

Sendo esta técnica essencialmente prática, torna-se necessário abordar e resolver alguns problemas e dúvidas frequentemente encontrados na consulta diária, de forma a evitar ao praticante, tanto quanto possível, tentativas e erros inúteis, e até insucessos terapêuticos.

COMO ENCONTRAR A LINHA DO CABELO NA REGIÃO FRONTAL?

Esse problema ocorre em um paciente com calvície ou mesmo com alopecia. A técnica é a seguinte: pede-se ao paciente para "franzir" a testa, o que provoca o aparecimento de várias rugas. Essa linha, essencial para a identificação dos pontos básicos, localiza-se cerca de 1 cm acima da ruga mais cranial.

Caso o paciente tenha realizado aplicação de toxina botulínica na região da testa, outra maneira de determinar essa linha de implantação do cabelo é pegar a medida da distância da ponta do nariz até o ponto extra *Yin Tang* (que está localizado entre as sobrancelhas).

COMO PALPAR CORRETAMENTE OS PONTOS?

Os pontos da palpação diagnóstica na região cervical, que servem apenas para diagnóstico, são palpados delicadamente e com a polpa do polegar. A pressão, sempre leve, deve ser constante para evitar falsos positivos e falsos negativos, o que requer algum treinamento.

Já os pontos terapêuticos são palpados com um pouco mais de força e com o auxílio da unha do polegar. É de suma importância deixá-lo deslizar, com pressão constante, sobre toda a área que se deseja testar e verificar o ponto mais sensível. Muitas vezes, o paciente faz o sinal da careta positiva.

É importante pesquisar toda a linha dos pontos, principalmente se estiverem muito próximos uns dos outros como, por exemplo, os pontos dos nervos cranianos, para evitar a perda de um ou mais pontos sensíveis.

COMO ESCOLHER A ÁREA A PUNCIONAR NO PLANO SAGITAL (*YIN*/*YANG*)?

Em caso de doenças agudas, particularmente dolorosas, é a zona Yin que será puncionada. Da mesma forma, cada vez que a palpação dos pontos cervicais revela uma dor com uma área mais endurecida (o endurecimento é qualificado como Yang), é na zona Yin que os pontos reativos serão encontrados e agulhados.

Por outro lado, no caso de uma doença crônica, principalmente neurológica e casos mais difíceis, é a zona Yang que será agulhada. Da mesma forma, cada vez que a palpação dos pontos cervicais revela uma dor com uma área mais amolecida ("suavidade" é qualificada como Yin), é na zona Yang que encontraremos os pontos reativos a serem puncionados.

COMO ESCOLHER O LADO A AGULHAR (DIREITO/ ESQUERDO)?

Os pontos básicos, os pontos sensoriais ou dos órgãos dos sentidos, são puncionados no lado afetado, exceto em casos de paresia ou paralisia (por exemplo, paciente hemiplégico), caso em que a punção é realizada contralateralmente.

Para os pontos cerebrais, a punção é muitas vezes homolateral à lesão cerebral, mas é absolutamente necessário realizar a palpação do IG4 (*Hegu*), porque é sempre necessário tratar primeiro o lado mais doloroso.

Assim que as agulhas são inseridas, o teste deve ser repetido, pois em cerca de 20% dos pacientes, o ponto de teste contralateral torna-se subitamente doloroso. Nesse caso, também é necessário agulhar os pontos no lado oposto.

Finalmente, a melhor escolha dos pontos Y ou dos nervos cranianos depende do resultado do diagnóstico cervical. Uma vez inserida a agulha, é importante refazer a palpação diagnóstica cervical: o ponto inicialmente reativo é "desligado" se forem colocadas corretamente as agulhas.

Além disso, é preciso sempre pensar no fenômeno do "desmascaramento" que impõe, quando existe, a punção de pontos Y ou nervos cranianos complementares. Portanto, é necessário repetir o diagnóstico cervical até que se torne completamente negativo.

COMO PROCEDER SE MUITOS PONTOS CERVICAIS ESTIVEREM REATIVOS?

Nesse caso, notamos que os pontos do Rim e/ou do Fígado quase sempre estão entre esses pontos. Começamos por puncionar os pontos Y ou nervos cranianos correspondentes.

Se as agulhas forem colocadas corretamente, o diagnóstico cervical de controle mostra uma "extinção" não só dos pontos do Rim e do Fígado, mas também de outros pontos cervicais (ou mesmo de todos os outros).

Se os pontos cervicais permanecerem reativos, os pontos Y correspondentes ou nervos cranianos devem ser puncionados até que um diagnóstico cervical completamente negativo seja obtido.

COMO ENCONTRAR OS PONTOS DOS NERVOS CRANIANOS?

A dificuldade decorre do fato de que os pontos ficam extremamente próximos uns dos outros, formando um "colar de pérolas", e temos muitas vezes o cabelo, que dificulta a localização desses pontos.

O ideal é iniciar a palpação com a unha do polegar logo acima da linha de implantação do cabelo que corresponde ao ponto A3, e deixá-la deslizar com pressão constante em toda a extensão, em uma linha com comprimento de 6 a 8 cm, até uma altura do ponto VG21 (*Qianding*).

Os pontos reativos são dolorosos e perceptíveis na forma de minúsculos nódulos. Muitas vezes, o paciente faz o sinal da careta positiva, identificando o local exato do ponto a ser tratado.

Pontos sugeridos no tratamento de algumas enfermidades

INÍCIO DO TRATAMENTO PARA QUALQUER DOENÇA COM A YNSA

1. Palpar o ponto IG4 bilateralmente para determinar a lateralidade.
2. Palpar a região diagnóstica no braço.
3. Palpar a região diagnóstica na região cervical e detectar qual *Zang Fu* está alterado e mais dolorido.

CEFALEIAS

- Pontos básicos: ponto A1
- Ponto cerebrais: ponto do Cérebro
- Pontos Y: Fígado, Vesícula Biliar
- Pontos pares cranianos: X par (Fígado) e XI Par (VB)

ZUMBIDO

- Pontos básicos: ponto A1
- Pontos sensoriais: pontos do Ouvido *Yin* e *Yang* e dois pontos extras
- Ponto cerebrais: ponto do Cérebro
- Pontos Y: Fígado e Rim
- Pontos Pares Cranianos: VIII par – n. vestibulococlear
- Ponto *Masterkey* para Zumbido

ANOSMIA

- Pontos básicos: ponto A1
- Pontos sensoriais: ponto do Nariz
- Pontos cerebrais: ponto do Cérebro
- Pontos Y: Pulmão e Rim
- Pontos pares cranianos: I par – n. olfatório

VERTIGEM

- Pontos básicos: ponto A1
- Pontos cerebrais: pontos do Cérebro e Cerebelo
- Pontos Y: Fígado, Vesícula Biliar
- Pontos pares cranianos: VIII par – n. vestibulococlear

DEPRESSÃO

- Pontos básicos: ponto A1
- Pontos cerebrais: pontos do Cérebro, Cerebelo e Gânglios da Base
- Pontos Y: Rim, Fígado, Coração, Baço--Pâncreas e Pulmão
- Pontos pares cranianos: I par (Rim), III par (CS), IV par (Coração), VIII Par (BP), IX par (Pulmão) e X par (Fígado)

ANSIEDADE

- Pontos básicos: ponto A1
- Pontos cerebrais: pontos do Cérebro, Cerebelo e Gânglios Basais
- Pontos Y: Coração e CS
- Pontos pares cranianos: III par (CS) e IV par (Coração)

FADIGA CRÔNICA

- Pontos básicos: ponto A1
- Pontos cerebrais: pontos do Cérebro, Cerebelo e Gânglios Basais
- Pontos Y: Rim, Fígado, Coração, Baço--Pâncreas e Pulmão
- Pontos pares cranianos: I par (Rim), III par (CS), IV par (Coração), VIII par (BP), IX par (Pulmão) e X par (Fígado)

ALTERAÇÕES PULMONARES

- Pontos básicos: ponto E
- Pontos sensoriais: ponto do Nariz
- Pontos cerebrais: tratar se tiver positivo na palpação diagnóstica no braço
- Pontos Y: Rim e Pulmão
- Pontos pares cranianos: I par (Rim) e IX par (Pulmão)

ALTERAÇÕES CARDIOLÓGICAS

- Pontos básicos: ponto E
- Pontos cerebrais: tratar se tiver positivo na palpação diagnóstica no braço
- Pontos Y: Rim, CS e Coração
- Pontos pares cranianos: I par (Rim), III par (CS) e IV par (Coração)

ALTERAÇÕES GASTROINTESTINAIS

- Ponto básico: tratar se tiver positivo na palpação diagnóstica no braço
- Pontos cerebrais: tratar se tiver positivo na palpação diagnóstica no braço
- Pontos Y: Estômago, TA, ID, BP, F, VB e IG
- Pontos pares cranianos: V par (Estômago), VI par (TA), VII par (ID), VIII par (BP), X par (F), XI par (VB) e XII par (IG).

SEQUELAS DE AVE (ACIDENTE VASCULAR ENCEFÁLICO)

- Pontos básicos: B e C (para tratar membro superior), D, D1 a D6, H e I (para tratar membro inferior)
- Pontos sensoriais: ponto Boca (afasia)
- Pontos cerebrais: pontos do Cérebro, Cerebelo e Gânglios Basais
- Pontos Y: Rim e Fígado
- Pontos de afasia: ponto afasia de Broca ou de Wernicke
- Pontos pares cranianos: I par (Rim) e X par (F)

PARALISIA FACIAL (PARALISIA DE BELL)

- Ponto básico: A1
- Pontos sensoriais: Olho, Nariz e Boca
- Pontos cerebrais: pontos do Cérebro, Cerebelo e Gânglios Basais
- Pontos Y: Rim e Fígado
- Pontos pares cranianos: I par (Rim), VII par (n. facial) e X par (F)

NEVRALGIA DO TRIGÊMEO

- Ponto básico: A1
- Pontos sensoriais: Olho, Nariz e Boca
- Pontos cerebrais: pontos do Cérebro, Cerebelo e Gânglios Basais
- Pontos Y: Rim e Fígado
- Pontos pares cranianos: I par (Rim), V par (n. trigêmeo) e X par (F)

DIMINUIÇÃO DA ACUIDADE VISUAL

- Ponto básico: A1
- Ponto sensorial: Olho
- Ponto cerebral: ponto do Cérebro
- Pontos Y: Rim e Fígado
- Pontos pares cranianos: I par (Rim), II par – n. óptico e X par (F)

ALTERAÇÕES MUSCULOESQUELÉTICAS

Cervicalgia

- Pontos básicos: A1, B e C1
- Ponto XI par craniano (n. acessório), pois inerva os mm. esternocleidomastóideo e trapézio.

Ombralgia

- Pontos básicos: B e C1

Dorsalgia

- Pontos básicos: A7, B e E

Lombalgia

- Pontos básicos: D, D1 a D6, F, H e I

Gonalgia

- Pontos básicos: D e G (G1 a G3)
- Ponto extra do Joelho

Trabalho realizado na cidade de Campinas

Em 2005, a cidade de Campinas encontrava-se com um milhão e 100 mil habitantes, dos quais 650 mil (59%) eram dependentes do SUS. O número de médicos acupunturistas que atendiam pelo SUS era insuficiente para toda a população da cidade. Nesse ano, o Dr. William Hyppólito Ferreira assumiu como gestor da área de Saúde Integrativa e realizou ações para ampliar o atendimento de acupuntura no município.

A técnica YNSA foi escolhida por possuir uma resposta rápida no tratamento de processos dolorosos, pelo baixo custo e por não precisar de conhecimento prévio de Medicina Tradicional Chinesa.

Durante os meses de outubro e novembro de 2005 foi realizado o curso de capacitação em YNSA para 126 médicos em parceria com a Associação Médica Brasileira de Acupuntura (AMBA), o Conselho Federal de Medicina (CFM) e a Associação Paulista de Medicina (APM). Os médicos formados tiveram a oportunidade de participar do Simpósio Internacional Brasil/Japão, na cidade de São Paulo, entre 29/10/05 e 01/11/05, em que esteve presente o Dr. Toshikatsu Yamamoto.

Em dezembro de 2005 e início de 2006, foram criados ambulatórios para tratamento de dor e outras patologias, com base na técnica de Yamamoto. Os 126 médicos (10% do número total de médicos da rede pública) que dominavam a técnica YNSA foram distribuídos em 16 unidades básicas de saúde, 1 centro de referência, 1 ambulatório, 1 hospital e 2 módulos de saúde, totalizando 21 locais (30%) em um universo de 70 estabelecimentos.

Campinas apresentava um crescimento gradativo do consumo mensal de diclofenaco de sódio. Em 2003, o consumo médio foi de 534.336 comprimidos mensais, aumentando para 601.856 em 2004 e 644.366 comprimidos em 2005. Sem nenhuma intervenção, a média alcançaria tranquilamente a marca acima de 700.000 comprimidos em 2006.

Nos oito primeiros meses de 2006, de janeiro a agosto, a média mensal da utilização de diclofenaco de sódio diminuiu para 570.000 comprimidos, demonstrando redução de 74.336 comprimidos (redução de 12,5% em relação ao consumo do ano anterior), tendo como única variável nova nesse universo a introdução da técnica YNSA (Figura 1).

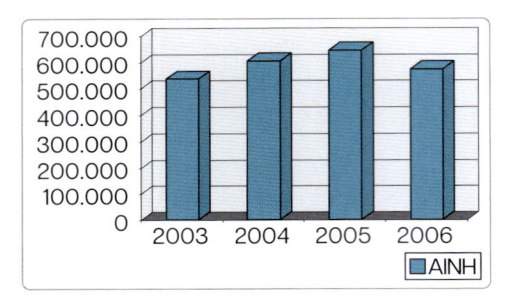

FIGURA 1 Consumo comparativo dos anos de 2003 a 2006 na utilização de anti-inflamatórios.

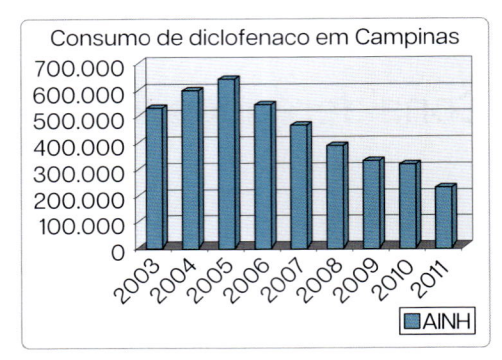

FIGURA 2 Consumo comparativo dos anos de 2003 a 2011 na utilização de anti-inflamatórios.

O valor equivalente a três meses dessa economia na compra de medicamentos pagaria todos os gastos de um ano de insumos de materiais de acupuntura de todos os ambulatórios de acupuntura na cidade de Campinas.

No ano de 2006, o consumo mensal foi 549.661 comprimidos. Em 2007, com a introdução de novos programas e a ampliação dos programas já existentes, como o corpo em movimento (movimento vital expressivo), *Tai Chi Chuan*, auriculoterapia, *Su Jok*, osteopatia, fitoterapia, meditação *Ch'na Thao*, *Qigong* e *Liang Gong*, que ampliaram ainda mais as práticas na Saúde Integrativa, observou-se queda progressiva do uso de anti-inflamatórios na cidade, passando para 469.495 comprimidos de diclofenaco mensais.

Em todos os anos subsequentes, continuou a observar-se essa queda. Em 2008, o consumo foi de 392.200 comprimidos; em 2009, reduziu para 335.644 comprimidos; em 2010, o consumo foi de 320.000 comprimidos e em 2011 o consumo mensal foi de 233.558 comprimidos (Figura 2).

De 2005 a 2011, o consumo médio mensal de anti-inflamatórios passou de 644.366 comprimidos para 233.558 comprimidos, uma redução de 63,7%. Houve

uma enorme economia na compra de medicamentos e essa análise de redução financeira se torna muito maior quando se analisam os gastos de saúde causados pelos efeitos colaterais do uso crônico de anti-inflamatórios, como gastrites, hemorragias digestivas, lesões hepáticas e insuficiência renal. Foram reduzidos os gastos em pronto-socorro, exames, centro cirúrgico, transplantes, hemodiálise e todos os tratamentos para as lesões causadas pelo consumo a longo prazo de anti-inflamatórios.

Em 2012, com as mudanças de gestão da prefeitura e a demissão de vários funcionários que atuavam no programa de Saúde Integrativa, infelizmente o projeto foi se deteriorando e o consumo de anti-inflamatório voltou a crescer gradativamente.

Podemos concluir que a implantação da YNSA na saúde pública possui inúmeras vantagens, como fácil aprendizado da técnica, custo de aplicação da sessão ínfimo, rapidez no diagnóstico dos órgãos e vísceras comprometidos, tratamento em poucos minutos, resultados terapêuticos expressivos, ausência de efeitos colaterais, além de ser utilizada em todos os quadros de "algias", reduzindo o consumo de anti-inflamatórios.

Considerações finais

Cada autor criador de um microssistema ressalta o valor terapêutico e a capacidade de diagnóstico que o seu esquema oferece. Porém, até o momento não há trabalhos científicos comparativos que definam com clareza as diferenças entre as indicações de um microssistema sobre o outro, e nem artigos que discutam, no nível teórico, a relação de efetividade entre os microssistemas e a acupuntura sistêmica tradicional.

Na sua atividade prática diária, cada acupunturista pode e deve encontrar os limites de cada microssistema, saber quando eleger apenas a YNSA ou a melhor forma de combinar a YNSA com outro microssistema ou com a acupuntura sistêmica tradicional.

É difícil assegurar que um microssistema, por mais eficiente que seja, possa anular ou substituir a experiência, a efetividade e a importância teórica da milenar acupuntura sistêmica.

De acordo com a teoria básica da MTC, a cabeça e o cérebro são os locais de reunião e concentração de sangue e da energia dos canais e colaterais dos órgãos e vísceras, e por consequência, exercem fundamental influência sobre as relações fisiológicas e patológicas de todo o organismo.

O capítulo do *Suwen* cita que "a cabeça é o lugar onde habita a energia essencial (*Jing*)", portanto, a cabeça é um dos lugares de concentração de sangue e energia mais importantes do organismo.

Quando se aplica a YNSA na prática clínica, muitas patologias são tratadas rapidamente e com eficiência muitas vezes surpreendente. Em alguns pacientes se obtêm resultados maravilhosos, por exemplo, ao se aplicar apenas uma agulha na cabeça, o paciente pode recuperar parcialmente o movimento de um membro do corpo que antes estava paralisado. Isso acaba gerando um efeito encantador não só no paciente, mas especialmente no médico. Depois de experimentar esse efeito cativante, o médico invariavelmente seguirá aplicando YNSA em quase todos os pacientes.

Porém, existem pacientes em que os resultados nem sempre são tão maravilhosos, pelo contrário, será imperioso rever o diagnostico clínico e, muitas vezes, necessário associar a YNSA à acupuntura sistêmica tradicional e/ou utilizar outro microssistema.

Por outro lado, quando aparentemente se esgotam as possibilidades que a acupuntura sistêmica tradicional nos oferece no tratamento do paciente, um microssistema como a YNSA pode trazer efeitos adicionais que permitem potencializar e em alguns casos substituir o tratamento da acupuntura sistêmica.

Com base nos princípios discutidos no conteúdo precioso deste livro, tento abrir as portas e os olhos de todos os acupunturistas para uma técnica que tem apresentado, na vivência da minha prática clínica, resultados importantes para melhorar e muitas vezes sanar quadros clínicos agudos e crônicos.

Por ser uma técnica de baixo custo e com vastos benefícios no tratamento de doenças neurológicas reversíveis, com melhora importante da qualidade de vida dos pacientes acometidos por essas afecções, a YNSA torna-se um importante instrumento a ser incluído no Sistema Único de Saúde e nas políticas de saúde pública e privada. Através de um bom diagnóstico médico, raciocínio clínico, boas práticas e profundo conhecimento da YNSA, acredito que muitos pacientes poderão ser beneficiados além de tudo aquilo que a medicina convencional tem a oferecer para esses casos.

Bibliografia

1. Boucinhas JC. YNSA – A Nova Acupuntura Craniana de Yamamoto. Natal: SMBEAV, 2000.
2. Feely RA. Yamamoto New Scalp Acupuncture – Principles and Practice. New York: Thieme, 2006.
3. Hahn J. YNSA Craneopuntura de Yamamoto. Madrid: Mandala Ediciones; 2019.
4. Memheld B. La nouvelle cranioacupuncture de Yamamoto (YNSA). França: Springer-Verlag; 2011.
5. Yamamoto T, Yamamoto H, Yamamoto MM. Nova Craniopuntura de Yamamoto – NCY. São Paulo: Roca; 2007.
6. Yamamoto T, Yamamoto H, Yamamoto MM. Yamamoto New Scalp Acupuncture – YNSA. Miyazaki; 2010.
7. Yamamoto T, Yamamoto H. Yamamoto New Scalp Acupuncture – YNSA. Tokyo: Axel Springer Japan; 1998.

CONGRESSOS

1. VII Congresso Médico Brasileiro de Medicina Chinesa-Acupuntura. Campos do Jordão; 2001.
2. World Congress of Integrated Medical Acupuncture – AMBA/ICMART. Guarujá; 2003.
3. Congresso Mundial YNSA – III Simpósio Internacional Brasil-Japão. São Paulo; 2006.
4. Congresso Mundial YNSA – IV Simpósio Internacional Brasil-Japão. São Paulo; 2007.
5. Congresso Mundial YNSA – V Simpósio Internacional Brasil-Japão. São Paulo; 2010.

Anexo – Fotos

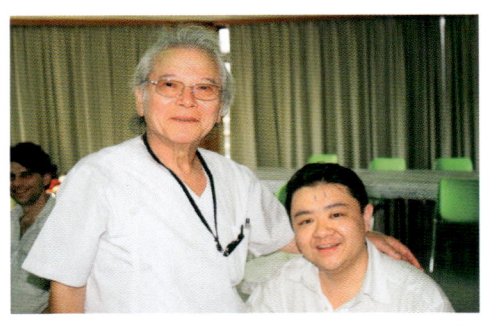

FOTO 1 Dr. Toshikatsu Yamamoto e Dr. Alexandre Yoshizumi no Seminário YNSA no Japão em 2006.

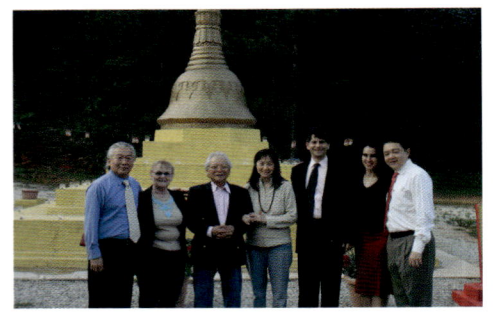

FOTO 3 Dr. Ruy Tanigawa, Sra. Helen Yamamoto, Dr. Toshikatsu Yamamoto, Dra. Mylene Nagato, Dr. Carlos China, Dra. Ana Paula Yoshizumi e Dr. Alexandre Yoshizumi na visita à pagoda no clube de campo da APM no ano de 2007.

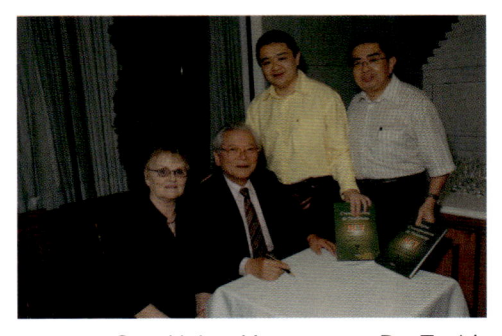

FOTO 2 Sra. Helen Yamamoto, Dr. Toshikatsu Yamamoto, Dr. Alexandre Yoshizumi e Dr. Edson Yoshizumi no lançamento do livro YNSA em São Paulo no ano de 2007.

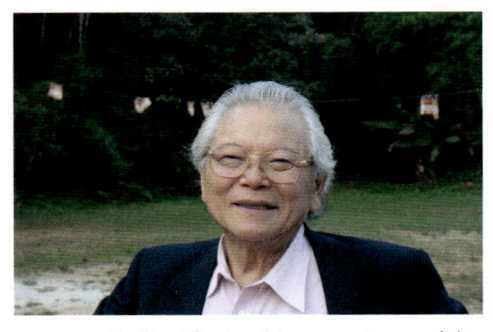

FOTO 4 Dr. Toshikatsu Yamamoto na visita à pagoda no clube de campo da APM no ano de 2007.

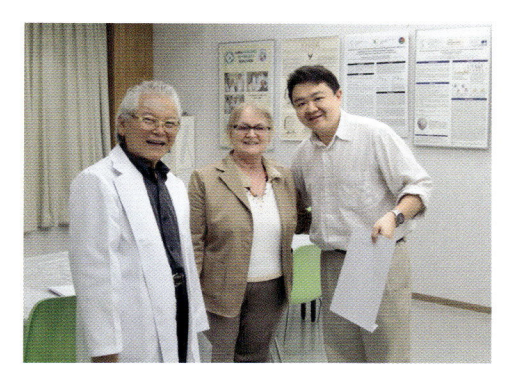

FOTO 5 Dr. Toshikatsu Yamamoto, Sra. Helen Yamamoto e Dr. Alexandre Yoshizumi no Seminário YNSA no Japão em 2009.

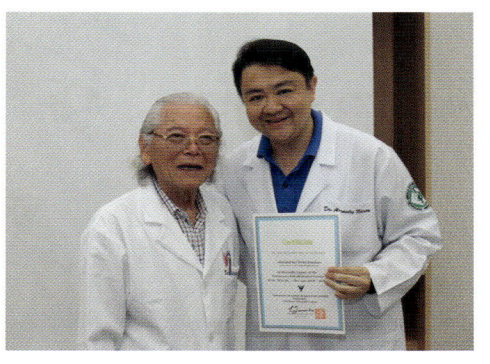

FOTO 7 Dr. Toshikatsu Yamamoto e Dr. Alexandre Yoshizumi no Seminário YNSA no Japão em 2018.

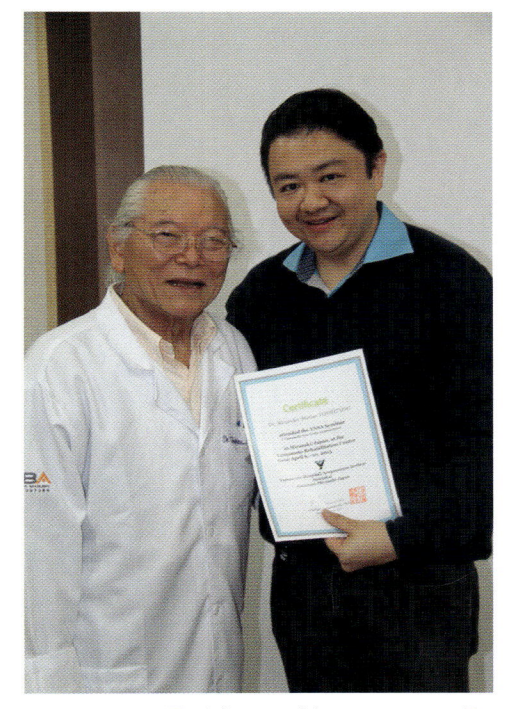

FOTO 6 Dr. Toshikatsu Yamamoto e Dr. Alexandre Yoshizumi no Seminário YNSA no Japão em 2015.

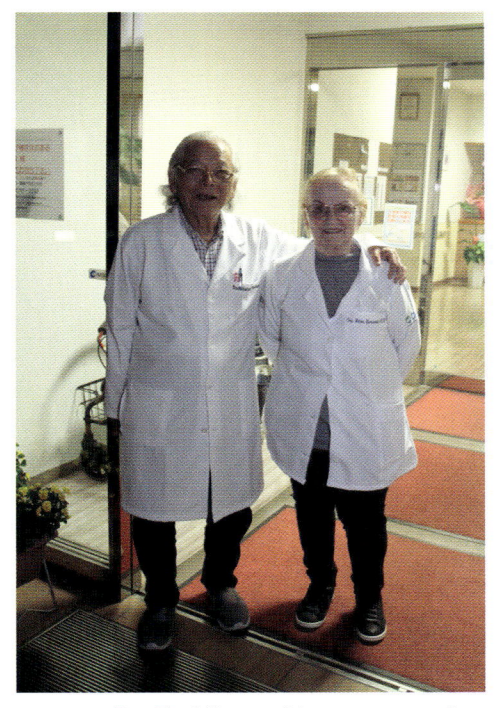

FOTO 8 Dr. Toshikatsu Yamamoto e Sra. Helen Yamamoto na porta da Clínica no Japão em 2018.

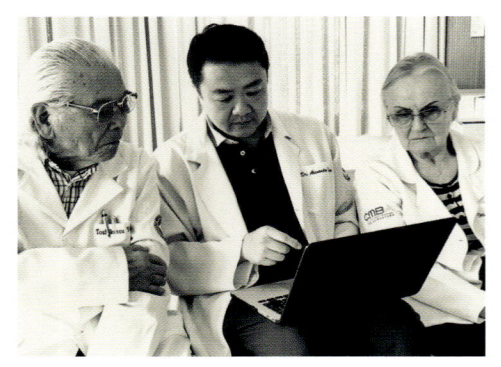

FOTO 9 Dr. Toshikatsu Yamamoto, Dr. Alexandre Yoshizumi e Sra. Helen Yamamoto vendo as aulas YNSA no Japão em 2015.

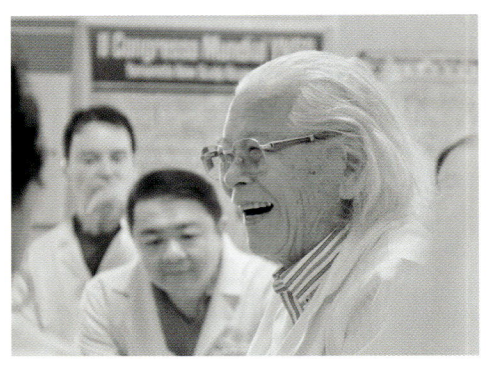

FOTO 12 Dr. Alexandre Yoshizumi e Dr. Toshikatsu Yamamoto no seminário no Japão em 2018.

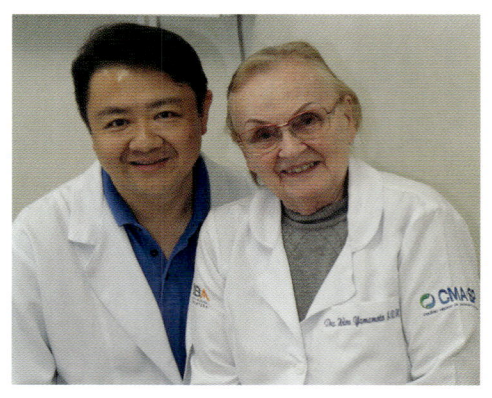

FOTO 10 Dr. Alexandre Yoshizumi e Sra. Helen Yamamoto no seminário no Japão em 2015.

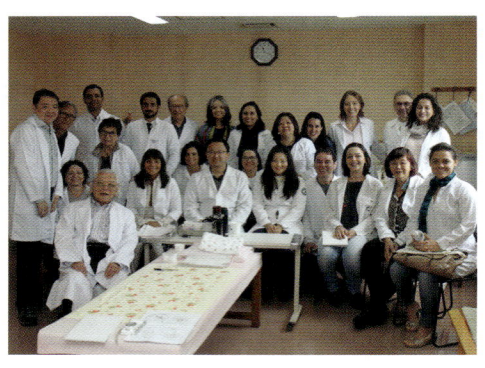

FOTO 13 Turma de médicos no hospital durante o seminário YNSA no Japão em 2018.

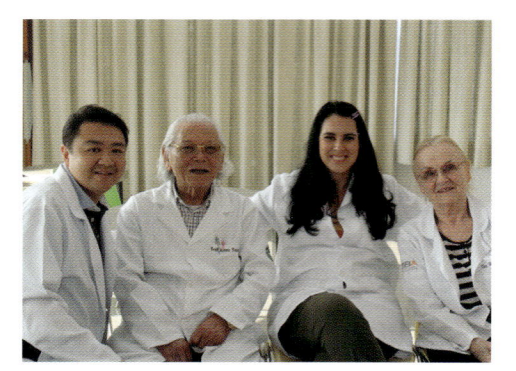

FOTO 11 Dr. Alexandre Yoshizumi, Dr. Toshikatsu Yamamoto, Dra. Ana Paula Yoshizumi e Sra. Helen Yamamoto no seminário no Japão em 2018.

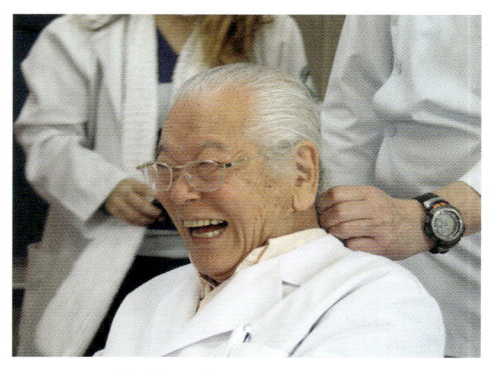

FOTO 14 Dr. Toshikatsu Yamamoto durante o seminário YNSA no Japão em 2018.

Índice remissivo